透過未完成的清理,
再度脫胎換骨的祕密

新・零極限

At Zero: The Final Secrets to "Zero Limits"
The Quest for Miracles through Ho'oponopono

喬・維泰利(Joe Vitale)著
張國儀 譯

聲明

本書中的所有資訊並無法診斷、醫治、療癒或防止任何疾病。如果你對自己的健康狀況有任何疑慮，請務必諮詢醫師或其他健康照護專業人士的意見。作者與出版商出版本書的用意，在於教育、娛樂，並給予讀者啓發。

作者的祈願

噢，無限的神性心智，
透過我摯愛的更高自我，
清理此處所有的負面事物，
內在與外在一起，
讓它成爲祢的完美容器。

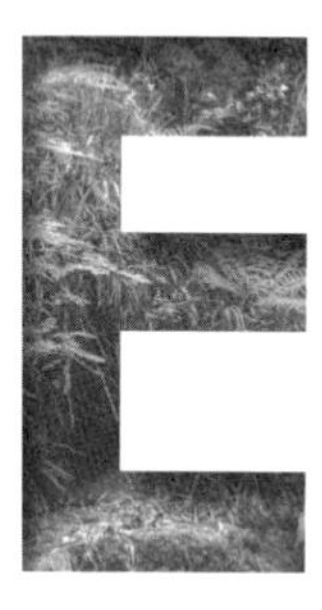
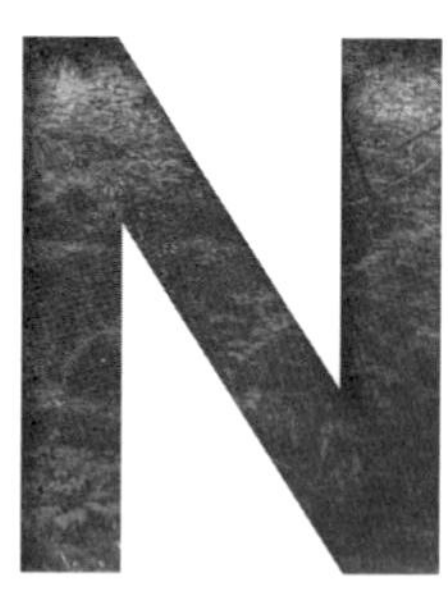
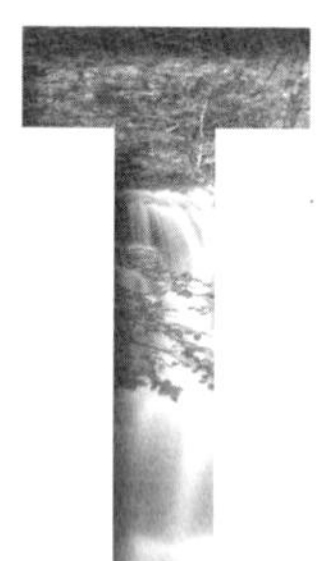
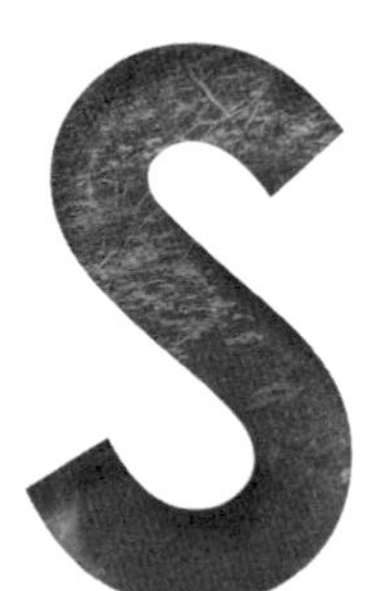

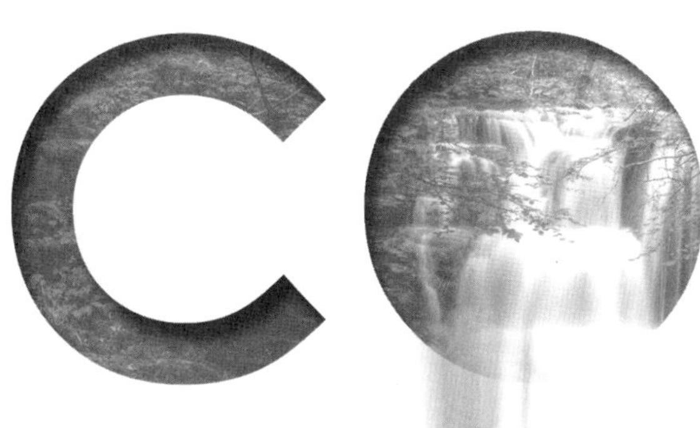
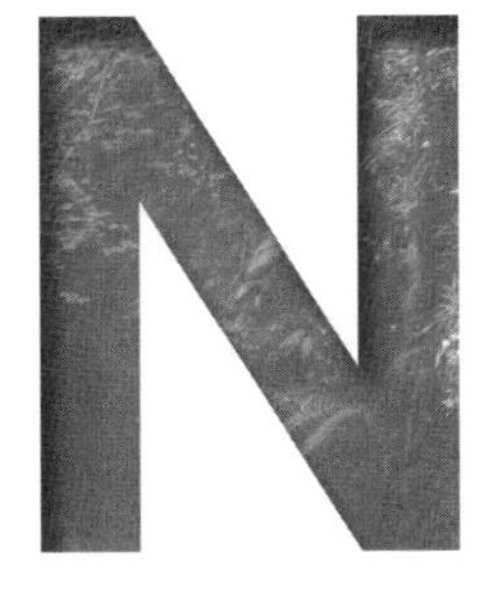
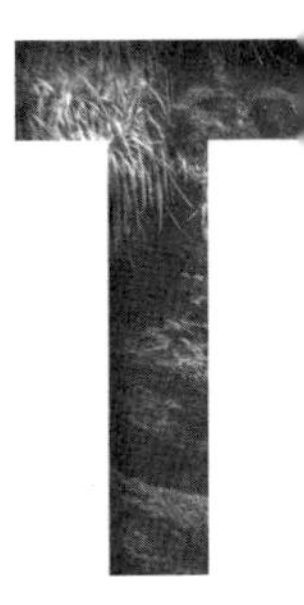

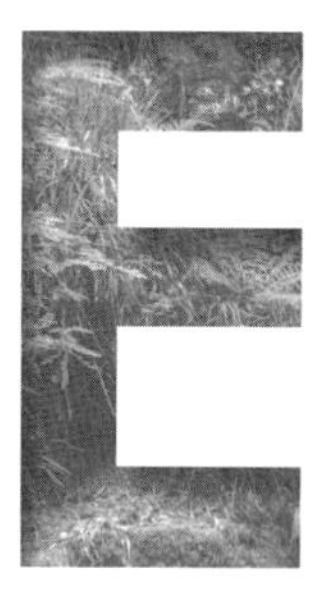
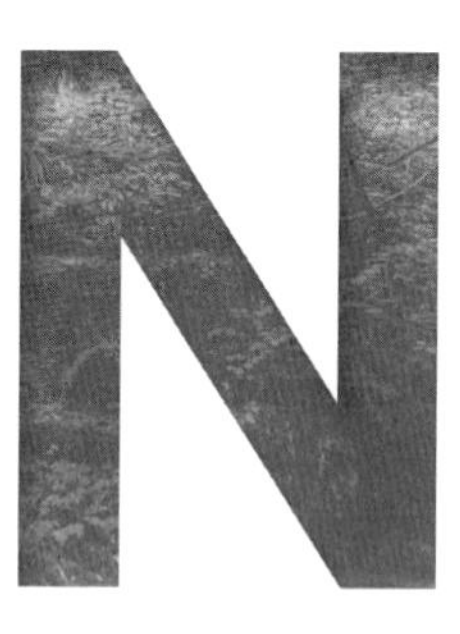
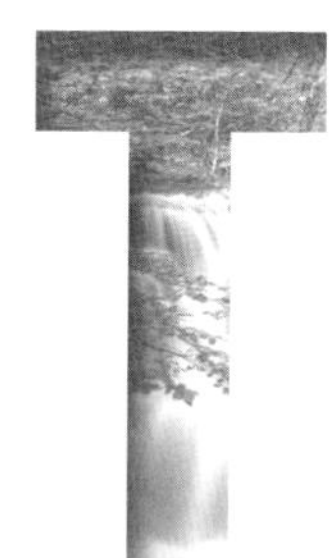
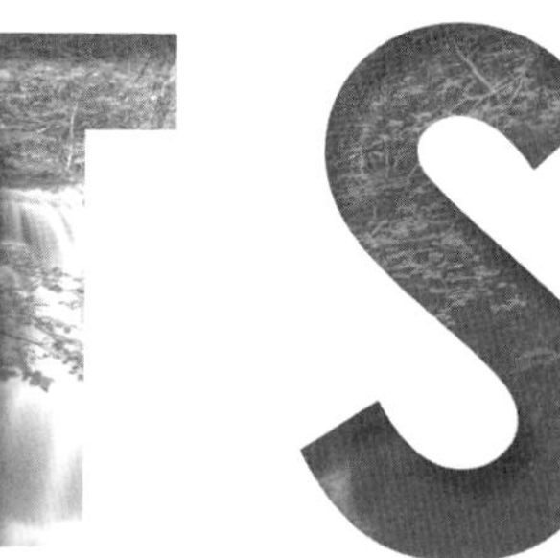
ENTS

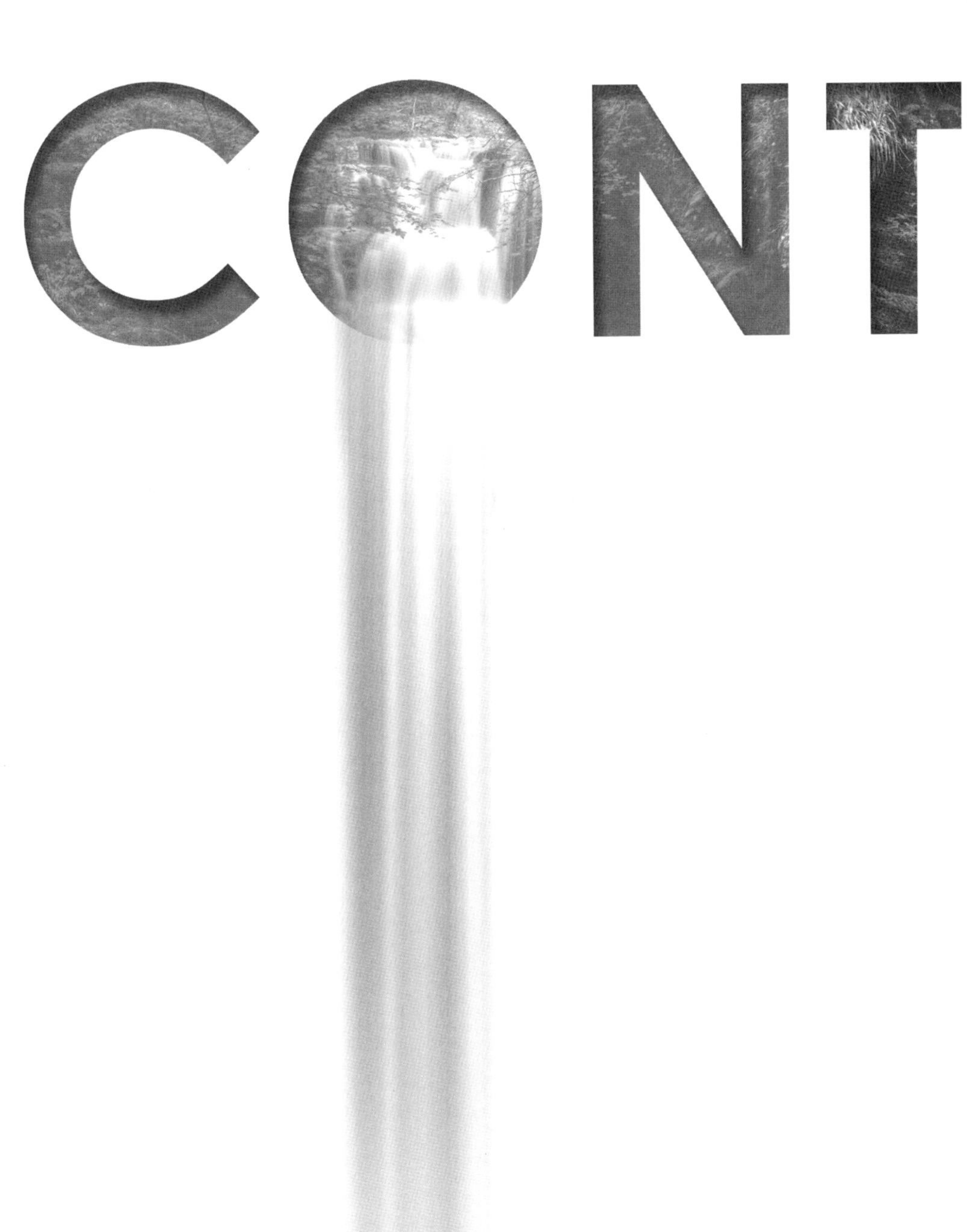
CONT

〈推薦序〉
我與莫兒娜・西蒙那相處的那些日子

美國BSE企業家商學院執行長 D・C・科多瓦女爵

就在喬・維泰利請我分享我與莫兒娜・西蒙那這位了不起的「卡胡那・拉帕奧」（Kahuna Lapa'au，夏威夷民間傳說中「以言語治療的祭司」及「祕密守護者」）相處的經驗時，我立刻體驗到一股深刻的平靜與輕鬆愉快的感覺，正是我每次在莫兒娜身邊時一定會出現的感受。莫兒娜是個偉大的人，總是讓我想起我的祖母，她在智利將我撫養長大，並且無條件地愛著我。

當然，你不用在莫兒娜身邊待上很長一段時間就會發現她的特別，而且是非常特別！她整個人是一種流動的存在，連大自然都會因她而改變。她隨時都在向需要的人提供各種幫助，她看著你的樣子，就像是她早已看穿你的一切。她是位真正的療癒者。

一九八四年，莫兒娜來到我們雜草蔓生的莊園，和我們住在一起。這塊土地上總共有四棟房子，包括她在其中生活了三個月那一間最可愛的小屋。

就在她來住了幾個星期之後，來到這裡的每個人都在問我們是不是請了新的園丁，或者我們是不是整理過周遭環境，因爲這附近的每一樣東西都變得生氣勃勃、色彩鮮明且美麗。大自然因她而改變了——這是我在三十歲出頭有過的一次神奇體驗，當時的我剛開始學習那些從太初起就支配著地球運行的基礎靈性法則。

有幾次，當我從「金錢與你」的巡迴演講行程回來後，莫兒娜都會爲我施行特別的、進階的荷歐波諾波諾療法，來清理我的能量，然後我就會覺得自己彷彿洗了個澡一樣清爽。那種感覺眞的好棒。她總是鼓勵我要經常進行清理的程序，並唸出「荷歐波諾波諾」這個詞，來保持自身能量的純淨。

莫兒娜絕對是個特別的人。

她系出祭司家族，並選擇將荷歐波諾波諾這個夏威夷古療法現代化，幫助人類擺脫潛意識裡那些時時刻刻影響著我們的傷痛和戲碼，是一個非常強大的清理過程。

莫兒娜決定公開這個夏威夷人世代相傳的祕密，使得她在某些圈子很不受歡迎，在幾個地方甚至成了拒絕往來戶。她深愛人類，全心地支持所有人擺脫無意識行爲、深入地清理自己的潛意識。她不但充滿勇氣，也很清楚自己的目標爲何——就是要教導人們擺脫自身限制，切斷長久以來不斷增長的「阿卡繫帶」[1]，並讓自己的內在家庭協調一致：

歐瑪庫阿（Aumakua）**：父親**（**超意識**）

尤哈內（Uhane）**：母親**（**意識**）

尤尼希皮里（Unihipili）**：孩子**（**潛意識**）

我學到，即使只說「荷歐波諾波諾」這個詞，都能清理整個空間，它立刻就把我這個人清理乾淨了。

不過，還是先讓我告訴你，我是怎麼遇見莫兒娜的吧。

我最要好的朋友艾瑞克．史密斯在夏威夷大島的希洛鎮長大，就是他把莫兒娜，以及她與史丹．賀列阿卡拉博士（另一個了不起的人，現在大家都叫他修．藍博士）一起在洛杉磯開的荷歐波諾波諾課程介紹給我的，時間大約是一九八三年。我依稀記得應該是在十一月，也就是一年當中我最喜歡的月份——不只因為我的生日在十一月，也因為這個時節的世界是那麼美麗：北半球是秋天，而南半球是春天。

那是一段相當特別的時光，一個令人難以忘懷的週末。

那次的課程有來自各種不同背景、很棒、很有趣的人參加，包括好萊塢的演藝人員。在三天的清理過程中，我們彼此緊密連結，一起努力切斷執著於人、事、物、地時創造出來的阿卡繫帶。清理的時候，我們必須列出一張又一張清單：寫下人名，包括記憶所及每一個與我們有過關係的人，以及曾對我們造成影響的人；寫下曾經住過的地方；寫下開過或騎過的車；寫下曾經受到的傷害，以及我們曾經造成的傷害——換言之，就是列出所有想得起來、讓人不堪回首的經歷。課程鼓勵我們寫下在潛意識裡緊抓不放的所有恥辱、責難與罪惡感。

把課堂上那種不時湧現的感受形容為「讓人不太舒服」，實在是太輕描淡寫了啊！

其中最有意思的，要算是列出那些與我們發生過性關係的人了。直到那時，我才眞正明白保護自己的能量有多重要。和人發生性關係是吸取對方能量最快的途徑，而且不只是你的性伴侶一個人的能量，還包括所有與他或她發生過性關係的人的能量——也就是說，當你與某人發生性關係時，當下可能夾雜著數百人的能量！

莫兒娜和史丹是非常棒的老師。他們利用精采的故事來教學，而那些故事就來自他們多年來幫助過的許多人。可以在這裡分享的事實在太多了，不過我發現很有趣的一件事情是，莫兒娜非常喜歡湯姆．謝立克，他是主演在夏威夷拍攝的電視影集《夏威夷之虎》的明星。

莫兒娜總是在清理湯姆・謝立克。一年前我在夏威夷遇見他，忍不住覺得他實在太有福氣了，有像莫兒娜這樣的人持續爲他清理。而在他選擇離開鎂光燈、和新任妻子及孩子過平靜的生活那幾年，我不禁懷疑荷歐波諾波諾的祈禱文是不是沒在他身上發揮效用。現在看到他重回螢光幕、在電視影集《警網急先鋒》演出，感覺眞好。

莫兒娜告訴我們，演員、名人、運動明星和政治人物等生活在大眾目光下的人，能量特別容易遭到危害，因爲有太多投射直接朝著他們來。這些人很可能擁有數百萬條阿卡繫帶，來自他們受到的所有關注、情欲投射，以及各種正面與負面投射——粉絲對他們的這種種想法削弱了他們的生命力、個人力量，以及保持清明的能力。

哇，這些話眞是太震撼人心了！我開始納悶，難道這就是瑪麗蓮・夢露那種美豔的性感象徵命運多舛的原因嗎？

從此，我開始用非常不同的角度看事情。

那個週末之後，我的人生就改變了。我覺得自己已經把這一生的澡都洗完了——我的能量已經永遠被洗淨——而我的責任就是讓自己的能量一直維持在如此清澄、潔淨的狀態。我總是隨身攜帶自己那張精簡版的荷歐波諾波諾程序表，從一九八〇年代開始，它就被放在我每一年的活動行事曆後面。我還掃描了好幾張，分別放在我的電腦、**iPad** 和 **iPhone** 裡。此外，課程也教我們把荷歐波諾波諾的書打開來放在車裡，教車子的潛意識保持自身清淨——我眞的覺得這樣做有效，因爲我在一九七六年的一次小車禍之後，再也沒發生過交通意外，而那個小車禍就發生在我開始實行荷歐波諾波諾之前！

我到世界各地旅行時都會進行荷歐波諾波諾的清理儀式，除了印尼的峇里島。我一開始有做，然而，一股強烈的感覺告訴我：「不行。」之後我才知道，順從那個指引是正確的，因爲峇里島有自己的儀式——自己的能量。所以，聽從自己內在的指引往往不會有錯。

我最後一次和莫兒娜交談，是在一九八九年。我當時的事業夥伴羅勃特．清崎（暢銷書《富爸爸，窮爸爸》系列的作者）和我一起回到夏威夷大島，在一個緊鄰金奧浩灣的美麗度假村舉辦「美國BSE企業家商學院」的課程。

我打電話給莫兒娜，請她飛來大島（我們知道她很喜歡這裡），爲我們主持課程中的荷歐波諾波諾祈禱儀式。結果她說：「親愛的，我太累了……我的身體不如從前了……你主持就好。」

聽完之後，我目瞪口呆。這位偉大的祭司竟然叫我在一群成功的企業家面前主持一場公開的荷歐波諾波諾儀式。我不是很確定自己做得到，也覺得責任重大。她向我保證這整個區域——包括金奧浩灣、度假村和整座大島——都已經透過祈禱文設定好了，不必擔心，我一定會做得很好。她的話讓我覺得平靜且準備就緒，而且最後我的確表現得很好——進行荷歐波諾波諾的時候怎麼可能表現得不好！

那次之後，我就在我們的課程及其他場合主持所有的荷歐波諾波諾儀式。我們變得非常忙碌，也非常成功，而我再也沒有和莫兒娜當面說過話了。

幾年後，我才知道她已經在一九九二年年初離世了。雖然再也不能打電話跟她說話、再也不能接受她很棒的清理、再也不能在她座下學習，讓我很難過，但我依然感覺得到她的存在，一如過往。

她永遠都會是我生命中一股非凡的力量。我衷心地認爲她的教導——也是修・藍博士的教導——以及荷歐波諾波諾的祈禱，爲我的人生和事業帶來極爲正面的影響。

在這裡跟大家分享部分的祈禱文——「我的平靜」：

平靜與你同在，我所有的平靜。

這個平靜就是我，這個平靜就是我當下之所在。

這個平靜常在，從現在到未來，直到永恆。

我的平靜，我給予你；我的平靜，我託付你。

不是外在世界的平靜，只是我的平靜，

屬於我的平靜。

莫兒娜教我們，每當坐上車子、飛機、火車或任何一種交通工具時，就用三億個「我的平靜」來環繞它。特別是搭飛機的時候，我一定會記得這麼做，而我總是睡得非常安穩，因為我知道自己受到了保護。

我有太多荷歐波諾波諾的故事可說，多到這本書都寫不完，但可以確定的是，過去三十年來，荷歐波諾波諾祈禱文一直是我強而有力的指引（及保護）的力量。

我時常將「荷歐波諾波諾」這個詞掛在嘴邊，無論快樂或傷心的時候，都會使用它。我知道，對於心智的平靜、對於經營一個成功的國際組織所需的清明、對於吸引很棒的事業夥伴、對於吸引優秀的老師來講課、對於吸引學員來上課、對於開展如我所擁有的龐大全球事業網絡，以及對於我與摯愛親友之間的愛和連結而言，內在家庭的協調一致十分重要。

我的成功與事業蒸蒸日上絕對是因為努力工作，以及運用了我們教授的那些明智的商業及意識法則，而毫無疑問地，其中一直支持著我的，就是荷歐波諾波諾。

祝福你和我一樣成功。

引用祈禱文結尾的話：

願「我」持續祝福牽涉在荷歐波諾波諾過程中的一切。

我們被釋放了，一切都完成了！

此刻，我們在神聖創造者的懷抱中。

阿羅哈！

---

1 aka cord，夏威夷古傳智慧「胡那」（Huna）用語。在一生中，你會跟你自己，以及其他人、事、物、地之間產生阿卡繫帶連結。每當你想著某人、某事、某物、某地，或是說到他（它）們，或是採取了某個牽涉到他（它）們的行動時，阿卡繫帶就被創造出來了。因此，透過言語、思想與行動，你製造了許多阿卡繫帶，而這些連結並不會被有形阻礙或距離所限。

〈前言〉
這一切是如何開始的？

我們可以向知曉我們生命藍圖的神祈求，祈求祂療癒所有讓我們此刻窒礙難行的想法和記憶。

——莫兒娜・西蒙那

我錯了，而且錯得厲害。剛完成《零極限》那本書時，我以為這個世界將會深深地感謝我。我知道那個故事非常啓發人心，也很清楚它充滿奇蹟，而且我知道一定要有人把它說出來。

可是我完全不知道會有人痛恨那本書——還有我。

然而，修・藍博士知道。就在我告訴他，我們的書已經完成時，他說：「等到書出版之後，狗屁倒灶的事情就會開始出現。」當時我並不明白他的意思。但是，他的心智比我清淨多了。他隨時處於當下，而且能看見未來，接下來會發生什麼事，全都攤在他眼前。但對我來說，四周仍然伸手不見五指，直到太陽高高升起，才刺痛了我的眼睛。

我決定寫《新．零極限》這本續集有兩個原因：第一，更深入地解釋《零極限》要傳達的訊息（以及它出版之後發生了什麼事）；第二，提供更多眞正的荷歐波諾波諾的進階心法。

我詢問修．藍博士對我這個主意有什麼看法。他說他不是很想做這件事，因爲荷歐波諾波諾的長老們對於之前他把他們的祕密公諸於世，已經狠狠地教訓過他一頓了。他不希望那樣的經歷重來一次。對他來說，他只要持續清理，就能改變這個世界；不過對我而言，我還是想要讓全世界都知道這個神奇的工具。所以我決定，即使這次少了修．藍博士，我還是要自己一個人寫這本書。

不過，在正式進入這本書之前，還是讓我簡單說明一下這一切是如何開始的吧。

其實一切在《零極限》出版之前就已經開始了。在我還沒把原稿交給出版商之前，那本書就已經是亞馬遜網路書店的暢銷書了。爲什麼會這樣？雖然這家知名的網路書店事先預告了它的出版，但在這之前，節錄自那本書的一篇文章已經在網路上流傳了至少一年之久，數百萬人看過，而其中許多人預購了那本書。因此，在出版商還沒拿到原稿之前，《零極限》就已經成爲暢銷書了。

以下是二〇〇六年在網路流傳的那篇文章，就是它讓數百萬讀者想要看《零極限》：

世界上最奇特的治療師

三年前，我聽說夏威夷有一位治療師治癒了一整間醫院裡患有精神疾病的罪犯，而且從頭到尾沒有和任何一位病人見過面。這位心理學家會檢閱病人的病歷，然後向內在探尋，以找出自己是如何創造出這個病人的疾病。而在他療癒自己的同時，病人也跟著痊癒了。

第一次聽到這個故事時，我覺得這不過是個都市傳說罷了。怎麼可能有人只靠療癒自己就能夠治癒他人？就算再厲害的自我療癒大師，也不可能讓患有精神疾病的罪犯痊癒吧？

這完全說不通，也沒有邏輯可言，所以我壓根兒沒把這個故事當一回事。

但是一年之後，我再次聽見同一個故事。我聽說這位治療師用的是一種叫作「荷歐波諾波諾」的夏威夷療法。我從來沒聽過這種療法，但我無法停止去想它。如果這個故事是眞的，我必須知道更多。

我一直知道所謂的「負完全責任」意味著我對自己所想、所做的一切要負起全部的責任，除此之外，就不關我的事了。我想大多數人都是這樣認爲的。我們要爲自己的所作所爲負責，而不是爲其他人所做的事負責。但是這位治癒了精神病患的夏威夷治療師卻教了我一個關於「完全責任」的全新思考面向。

他的名字是伊賀列阿卡拉．修．藍博士，我們第一次通電話就聊了大約一小時，我請他告訴我他進行治療工作的完整故事。他說他在夏威夷州立醫院工作了四年，那裡收容精神病罪犯的病房是個危險區域，每個月都有心理學家辭職，員工也常請病假，或者乾脆不來了。大家經過那個病房區的時候，都會背貼著牆走路，因爲怕被病患攻擊。那並不是一個可以愉快居住、工作或探訪的地方。

修．藍博士告訴我他從未正式見過病患，不曾與他們進行諮商。他同意查看他們的檔案。當他在看病歷時，會清理自己；而當他在清理自己時，病患也開始康復了。

「幾個月後，那些戴上腳鐐手銬的病患被允許可以自由走動，」他告訴我，「而其他本來必須服用高劑量藥物的病患，藥量則開始減少。然後，那些被認定永遠不會有機會獲釋的人，被釋放了。」

我嚇到了。

「還不只這樣。」他繼續說著，「醫院的員工開始喜歡來工作，曠職與人員流動率過高的情形消失了。後來我們的工作人員供過於求，因爲病患被釋放，而所有員工卻都來上班了。現在那個病房區已經關閉了。」

這時我必須要問一個重要的問題：「你在自己內在做了什麼事，讓那些人改變？」

「我只是清除了我內在與他們共有的部分。」他說。

啥？我不懂。

修．藍博士解釋，對自己的人生負全部責任的意思是，你生命中的每一件事——就只因爲它在你的生命裡——都是你的責任。從字面上來說，整個世界是你創造的。

哇，這很難讓人接受。爲我自己的言行負責是一回事，爲我生命中「每一個人」的言行負責，又是另一回事。然而事實是：當你對自己的生命負完全責任，那麼所有你看到的、聽到的、品嘗到的、接觸到的，或者以任何方式經驗到的都是你的責任，因爲它出現在你的生命裡。

這個意思是，恐怖分子、總統、經濟——任何你經驗到卻不喜歡的人事物——都要由你來療癒。或者不妨這麼說：要不是從你的內在投射出來，他們是不存在的。問題不在他們，在於你。而要改變他們，必須先改變你自己。

我知道這很難理解，更不用說接受或實踐，因爲責怪遠比負完全責任簡單多了。但是在我和修．藍博士的對話中，我開始了解，對他及荷歐波諾波諾這個療法來說，療癒就代表愛自己。如果你想改善你的人生，就必須療癒你的生命；如果你想治癒任何人——即使是有精神疾病的罪犯——也要由療癒自己做起。

我問修‧藍博士他是如何療癒自己的。他在查看那些病歷時，究竟做了什麼？

「我就是一直說『對不起』『我愛你』，一次又一次。」他解釋著。

就這樣？

就這樣。

原來愛自己就是提升自己最好的方法。當你提升了自己，你也改善了你的世界。我舉個簡單的例子來說明這是如何奏效的：

有一天，我收到一封讓我非常不愉快的電子郵件。以前我會採取的處理方式，要不是去探索自己的情緒按鈕，不然就是試圖規勸那個寄給我惡意郵件的人。這一次，我決定試試修‧藍博士的方法。

我不斷安靜地說「對不起」「我愛你」。我並沒有針對某個人說，我只是喚起愛的靈性，來療癒我內在創造或吸引了外在情況的那個部分。

然後在一個小時內，我收到了同一個人寄來的另一封電子郵件，他為他先前發的那封信道歉。

記住，我並沒有採取任何外在行動來獲得這個道歉，我甚至沒有回信給他。然而，透過重複地說「我愛你」，我不知怎麼地治癒了自己內在那個創造出他的部分。

之後我參加了由修．藍博士主持的荷歐波諾波諾工作坊，當時他已經七十歲了，是個看起來像位老爺爺的薩滿，散發出一種隱士般的超然氣質。他讚美了我寫的書《相信就可以做到》，還告訴我，當我清理自己時，我的書的振動會提升，而每一個讀到那本書的人都會感應得到。簡單地說，當我提升了，我的讀者也會跟著提升。

「那麼那些已經賣出去的書呢？」我問。

「那些賣出去的書並不在外面，」他解釋道。他那不可思議的智慧再次令我折服。「它們仍然在你裡面。」

簡言之，就是沒有什麼「外在」。

這個高深的方法勢必得用一整本書才有辦法詳述它的深度。這麼說吧，每當你想改善你生命中的任何事物時，你只要探求一個地方：你的內在。

而當你去探求時，記得帶著滿滿的愛。

這篇文章讓大家在《零極限》正式出版前先暖了身，也讓它在問世之前就登上暢銷書排行榜。當然，二〇〇七年那本書實際出版以後，情況更加熱烈，而狗屁倒灶的事也一件一件出現。

大家只讀了節錄文章，就開始發表他們對書的評論，當然這時還沒有人眞正讀過《零極限》。而二十幾年前我在休士頓窮困潦倒時的老朋友們，那些我曾經在他們的工作上給予幫助和建議的人，開始群起圍攻我。他們指責我亂編故事，還說修·藍博士這個人根本是捏造出來的，他那個治癒精神病患的故事只是個傳聞。他們也指責我出售一項夏威夷傳統的祕密，只爲了賺錢。其他人則說，我寫了一本裡面根本沒有祕密可言的書來撈錢。

我完全無力招架，而且深受傷害。我非常震驚，也搞不清楚狀況，覺得自己成了受害者，我還以爲荷歐波諾波諾可以給我力量呢。

大家怎麼會做出這樣的結論呢？再怎麼說，修·藍博士和我花了那麼多時間在一起啊。我們一起帶領工作坊、一起合照、一起上廣播節目，還一起錄製了《零極限》的有聲書，YouTube 上面也有我們兩個人的影片。我們共同做了這麼多事，顯而易見，他這個人是活生生存在的啊。

然後是那些沒有看過那本書——因爲當時書根本還沒出版——但讀過書評的人說，他們討厭那本書，也討厭我。他們以各種方式謾罵我，試圖讓我通訊錄中的所有連絡人把我列爲黑名單。他們甚至寫了一支以我爲名的電腦病毒，而且還不只如此。

沒錯，那本書和我同時也擁有許多粉絲。《零極限》一出版就成爲排行榜上的暢銷書，數以萬計、甚至百萬計的讀者學習了這個簡單的療癒方法，形容那本書改變了他們的人生。很多人不只用在自己身上，更在學校、監獄和醫院裡教導這個方法，並看見了奇蹟般的結果。《零極限》被翻譯成數國語言，我也受邀到各國演講。修．藍博士的工作坊從原本只有三十名學員，暴增到一場超過八百人。他儼然成了一位大師，荷歐波諾波諾也成了主流。

然而，並非一切都是如此美好、順遂。我最好的朋友背棄了我，他的太太寄了一封很惡毒的電子郵件給一個我協助建立起來的群組，在信裡極盡所能地攻擊、抹黑我。他們的所作所爲帶給我難以承受的痛苦，而且那絕對不是從「心」出發的舉動。很顯然，他們的行爲裡沒有一絲一毫的愛與寬恕——無論是從荷歐波諾波諾或其他靈性傳統的角度來看都一樣。

爲什麼會發生這些事？

我的一位朋友說，成功是鄙視的溫床。我認爲這個想法是一種信念，修．藍博士會說這是個程式。然而我必須承認，就在我寫作並出版我生命中最重要的書時，的確有某件事情發生了。我稱之爲「一個清理自己的機會」，不過我想，這一切背後還有更多涵義。回頭看，我相信這一切催化了我自己的覺醒。

在寫《零極限》時，我在書裡提到覺醒有三個階段，但其實我沒說完——應該有四個階段才對。第四階段超越零極限，進入一個神性藉由你彰顯的地方。我會在這本新書裡說明這個階段。

寫完《零極限》之後，我以爲自己已經掌握了生命運作的方式，但相反地，我卻碰上許多苦澀難熬的事，讓我深覺自己是個受害者。這一切讓我更加了解臣服的意義，也明白持續運用荷歐波諾波諾清理自己有多麼重要。現在，我知道了開悟的奇蹟。

如果你想更加了解眞正的荷歐波諾波諾是怎麼一回事，從《零極限》停下來之處繼續下去，那麼你來對了地方。

如果你很好奇現代的荷歐波諾波諾源自何處，以及修．藍博士那位聽起來像個瘋子的老師是何方神聖，你也會在本書中找到答案。

不過，請做好準備。假如你覺得《零極限》是一趟瘋狂的旅程，等你讀完《新．零極限》再說吧。這次也許會讓你焦頭爛額，也很可能會搖晃、撼動，甚至顚覆你的世界。

如果你準備好了，就翻開下一頁吧。

讓我們期待奇蹟出現！

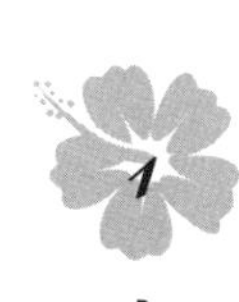

大禍臨頭

小我並不存在，存在的不過是資訊、資訊、資訊。

——伊賀列阿卡拉·修·藍博士

我在第二次的零極限研討會期間，把《零極限》的原稿交給了出版商，那是二〇〇六年年底的事。那時候的我開心極了，因為我可以說完全不費吹灰之力就完成了那本書，兩個星期之內就把所有內容都寫出來，實在太不可思議了。我其他的書都要花上幾個月、甚至幾年的時間才能完成，兩個星期？只能說是奇蹟。我的共同作者修·藍博士讀了幾頁之後就告訴我：「神性說這本書很好。」讓我沾沾自喜。然而，我完全不知道山雨欲來。

研討會期間，修·藍博士就跟我說，等到那本書問世，「大禍就要臨頭了。」我當時不知道他是什麼意思，卻一點也不擔心。我覺得自己受到指引和保護，我的靈性閃閃發光，而且自信滿滿。我會持續清理自己，所以才不會有大禍臨頭呢。

我錯了。

研討會的第一天晚上，就在迎賓晚宴正要開始前，我接到一通怒氣沖沖的電話，來自一位我很崇拜的作家與靈性導師。之前我把《零極限》的原稿寄給她過目，她也同意推薦，不過當時她顯然還沒讀過那本書。在看過書稿之後，她對書裡所寫的幾件事情非常有意見，其中一件與她有關。雖然書中並未具名，但她看得出來是在寫她，而她對我的做法十分不滿，所以打電話來向我鄭重抗議。

我完全無意傷害任何人。書裡的那個段落是在說明即使成功人士也會有盲點，導致自己的人生一團混亂。我以她為例，但並未指名道姓，所以非常驚訝她會暴跳如雷，因為她在自己的書裡也總是用她人生中的跌宕起伏當作課題教導他人，這並不是祕密啊。然而，人總是把自己的不安和自以為是的想法投射在自身以外的所有事物上，包括書。她看到了某樣她不喜歡的東西，但她非但沒有為自己看到的東西負起全責（這就是荷歐波諾波諾和《零極限》那本書的重點所在），反而把氣出在我身上。

因為我曾經是（現在依然是）她的書迷，所以這件事讓我受傷很深。我重寫了那個段落，把她的故事拿掉，但痛楚依然沒有消減。之後我打了電話給她，儘管我倆盡釋前嫌，這件事卻讓我大為震驚。怎麼會發生這種事呢？這就是修．藍博士預見的大禍臨頭嗎？現在書都還沒出版就這樣了，等到書真的在書店上架，我又會遭遇什麼？

千金難買早知道啊。很顯然，禍端已經開始萌芽了，而等到書出版之後，大禍才**眞的**狠狠砸在我頭上。

就像我在前言提到的，很多還沒讀過《零極限》的人（因爲書尚未出版）極力譴責那本書和我。他們說所有的事情都是我杜撰的，包括修．藍博士這個人，以及他在夏威夷的精神病院治癒了每一位患有精神疾病的罪犯這件事。有人罵說那本書根本沒寫完，也有些人大肆抨擊我不肯揭露荷歐波諾波諾研討會中的所有祕密。他們指責我只是爲了置入性行銷我的其他產品才會寫那本書，也有人說就算修．藍博士眞有其人，他也絕對是個不折不扣的瘋子。

要說這一切讓人感到困擾和驚訝，實在是太輕描淡寫了。怎麼會有一本書讓那麼多人同時像炸彈一樣爆發呢？尤其那本書不但是以滿滿的愛寫就，內容也是在教導愛和原諒啊！

但於此同時，成千上萬讀了《零極限》的人被轉化了。我接到許多滿心感恩的讀者打來的電話，以及寄來的信件和電子郵件。他們因爲那本書而得到希望、療癒和救贖，這讓我非常滿足，但那些插在我背上的箭還是令我痛楚難當。

而事情在好轉之前，只會變得更糟。

我有個非常親近的朋友，我曾在他遭遇財務困難時指導、協助、建議並啓發過他。儘管他沒有什麼網路事業方面的技能，但我很喜歡他這個人，也喜歡他的創意和幽默感，所以覺得自己幫助他、找他一起工作，應該會有不錯的發展。

我無償提供一切來幫助他，好讓他可以自立：我幫他建置了一項網路事業，並建立客戶名單；我幫他開發商品和行銷；我找他來一些特別的活動幫忙，並支付他酬勞，就算活動賠錢時也毫無例外。他非常感激我，也總是以行動表示，常常會在要和我分開時親吻我的臉頰，對我說：「我愛你，喬。」

莫名其妙踩到大地雷

二〇〇九年，我在準備出發前往俄羅斯參加一系列演講活動時邀請他和我一起去。他可以有一趟免費的頭等艙之旅，而我可以有人陪伴。他也同意在我上台時幫我的忙，因爲連續好幾天演講是非常累人的，這對我倆來說是雙贏的安排。雖然我和他都對俄羅斯感到恐懼（我們從小就聽過各種核武攻擊的故事——這就是所謂的「資訊」啊），但我們還是收拾好行囊，深呼吸一口氣，飛向了地球的另一端。

俄羅斯之行一點也不輕鬆，整趟行程的安排緊湊到近乎折磨人。

一下飛機，我就直接被帶去上莫斯科的一個電視節目，根本沒時間洗澡或刮鬍子，讓我當場驚訝到說不出話來。因爲簽了合約，我知道自己必須履行俄羅斯人要求的工作，所以我去上了那個電視節目，當天晚上還去書店簽了好幾個小時的書。接下來兩個星期的行程還是一樣馬不停蹄。雖然我的好友是來陪我的，但他經常待在自己的房間裡睡覺，我則是一個人出門去演講、出席活動、接受訪問、簽書等等。當時我並不覺得有什麼問題，他能好好休息也讓我比較放心，那是他應得的。

而就連最後要離開俄羅斯，也是一場逃難般的過程。我們發現，我倆的簽證將在行程結束前過期。有人在申請時搞了烏龍，所以我們的旅行文件根本不完整。我覺得我們宛如置身戰爭電影，一切都沒有眞實感。美國大使館的職員對我朋友說：「無論用什麼方法，你們一定要在今天午夜前出境。」

這實在太驚悚了。我們被帶去走偏僻的鄉間小路，沿途還經過好幾個俄羅斯境內的軍事檢查哨，我們一直不停地拿出護照供人查驗，最後終於在芬蘭境內的一片樹林裡被放了下來——只差幾分鐘就是午夜十二點，就在我們的簽證要過期前。然後，我們還得想辦法去赫爾辛基，坐上回美國的班機（也讓我付出了高額的代價），而這可一點都不簡單。

不過，這還不是眞正的大禍。

平安回到家後，我的朋友立刻崩潰了。回家不到七十二小時，他就寄了一封電子郵件給我，內容是我完全沒預期到的一張不實帳單，寫明過去兩年我應該支付他的費用。那張帳單裡詳列了每一件他因爲當我是朋友而免費替我做的事，或者他因爲覺得虧欠我而不得不做的事。他說我欠他錢，金額還不小。我簡直不敢相信。

雖然我請他陪我去俄羅斯的時候並沒有提到酬勞，但我們在那裡時，我對他說我會給他某樣東西作爲補償。我自己出國工作從未拿到全部酬勞，而且光是讓我倆在最後一刻搭上飛機回美國，就花掉我一萬美元。然而，他在俄羅斯的支持與陪伴幫助我熬過了那些工作上的要求，所以我本來就打算送他一份驚喜的禮物，買一輛我知道他很喜歡的車給他。但是，他在我們回家不到三天就對我大發雷霆，讓我暫停了禮物計畫。我驚駭莫名，整個人被擊潰了。我完全無法理解他的行爲。

我試著找他碰面，打電話給他，在他的電話裡留言。我認爲只要我們坐下來好好談談，就可以找出問題究竟出在哪兒。後來我說我願意付他錢，只要這麼做可以讓我們之間恢復平靜。結果，滿腔怒火的他回信寫道：「想都別想。」然後繼續在網路上發洩怒氣，說我的壞話。他私下寫信給我認識的人——甚至我的員工——試圖拉攏他們跟他站在同一邊來對抗我。他的行爲偷偷摸摸、惡毒、陰險，而且深藏在他動機裡最黑暗的目的，就是破壞我的名譽。

沒有任何方式能夠完整表達這個經歷帶給我的痛苦。那種感覺就像你一早起床發現你的另一半或最要好的朋友離開了你，或是死掉了。我哀痛逾恆，內心深深受創。我最好的朋友怎麼會對我做出這麼惡毒的事、怎麼可以如此冷酷無情？我完全無法理解。這一切都是爲了**錢**嗎？難道他拋棄了友情、事業夥伴和靈性上的牽繫，都只是因爲**錢**？靈性到哪裡去了？我幫助他學習的荷歐波諾波諾到哪裡去了？他的**心**到哪裡去了？

這件事最諷刺的地方在於，我是因爲他才開始對荷歐波諾波諾感興趣的。他聽說一個神奇治療師的故事、看過一本小冊子，然後把整件事告訴我，但他完全不知道荷歐波諾波諾是什麼。我發現這個主題非常吸引人，想知道更多，所以開始研究那個故事從何而來、背後的主角和詳情是什麼。最後，我和修・藍博士見了面，並寫了《零極限》。

我以爲我的朋友很了解個人責任、愛和寬恕的原則是什麼，畢竟他第一次參加的荷歐波諾波諾活動是我替他出的錢。然而，一旦他的地雷被踩到了，不管是因爲在俄羅斯受到的驚嚇或其他的什麼事，他就完全把責任推給別人了。他怪罪於我，甚至做出更過分的事。荷歐波諾波諾把這種報復行爲叫作「依諾」（ino），意思是心中懷抱著恨意，刻意去傷害他人。這是想像得到最嚴重的罪過。

而他就是那樣對我的。

這就是所謂的大禍臨頭。

我清理……清理……再清理。

我從能量的角度來看自己爲何牽扯進這齣戲裡，試著理解我究竟是怎麼吸引了這整件事。我知道所有人的生命都是緊密交織在一起的，我們是能量的舞動，沒有任何事物是憑空發生的。我的朋友和我共有一個程式——一種心智的病毒。我盡己所能回想修‧藍博士教我的一切，直至清楚地了解到，唯一的辦法就是清理、清理、清理。

我開始爲我的朋友感到難過，開始了解他不知怎麼地有了某個程式，最後被程式掌控了心智。我知道他之前也曾對家人和朋友勃然大怒，我親眼見過那樣的場面，只是從來沒想過同樣的事情會發生在我們之間，或者他會對我有這樣的怒氣。感覺起來眞的好像有個程式掌控了他，操縱著他的行爲。我想要幫助他，以某種方式療癒他，所以不斷地清理，消除我內在的程式，希望這麼做可以一併把那個程式從他內在消除。

沒有人需要被責怪

在眞正的荷歐波諾波諾的實相中，這和他無關，一切都是因爲我。

如果整件事裡有任何人有正當理由覺得自己是受害者，非我莫屬；如果有任何人握有我朋友背叛我的證據，那個人就是我。我還留著我和他往來，以及他寫給其他人的電子郵件，可以證明他在公開場合及私底下做了些什麼。換作別人，可能會利用這些東西來對付他，但我不會這麼做。

正如修．藍博士經常告誡我的：「外面沒有任何事物。」一切都在自己之內。我必須強迫自己爲我朋友的所作所爲負起全部責任，找出存在我和我們之內，那個創造、吸引並顯化整齣戲的程式。

我的朋友後來搬走了，我感覺得出來他一直都想這麼做。他是不是爲了切斷與我之間的事業夥伴關係，所以創造出這段惡夢般的情節呢？我猜他有金錢上的問題。他是不是需要一個人來當代罪羔羊？如果是，我當然是最方便的人選。我這麼猜測並不是要責難他，因爲眞正的荷歐波諾波諾沒有責怪，我只是想要呈現人心總是試圖在沒有意義的事情中找出意義。我完全不知道自己的猜想是對是錯，這一點都不重要，眞正重要的是，修．藍博士說得沒錯，災禍**果眞**降臨了。

那麼，我是如何處理這場由我的朋友和我共有的程式引發的災難呢？我什麼都沒做。

我並未聘請律師或連絡任何政府機關，因爲那樣做感覺起來一點都不慈愛、不寬容，完全沒有荷歐波諾波諾的精神。儘管我的朋友確實做了一些很不好的事，試圖摧毀我的名譽（這讓我備感痛楚，因爲他明明知道負完全責任和清理是什麼意思），但我沒有報復。

相反地，我清理自己——我感受到椎心之痛、我感受到背叛與不公，但我把這一切全部交給神性。我運用修．藍博士教我的清理方法，負起全部的責任。這個狀況是我創造的，在公開場合，我沒有說過一句否認的話，而現在我把這件事寫出來，是爲了跟你分享一個更大的課題（馬上就會揭曉）。我把這齣戲帶進我之內，在那裡清理。

我還運用了一個進階版的荷歐波諾波諾（我會在後面的章節與你分享）。綜合使用這些方法之後，我終於能夠釋放我對那位曾經是朋友的人的認知能量。整件事平息了下來，他也停止抹黑我的舉動。一切塵埃落定，風平浪靜，日子繼續往前走。我的事業一如往常地運作，只是少了他的存在。我很想念我倆曾經擁有的那段充滿愛的關係，但我寧願自由自在，也不要狂亂紛擾。

有趣的是，在我寫這本書的過程中，他主動和我連繫，問我能否跟他一起主持一場荷歐波諾波諾的活動。這表示我的清理發揮了作用，我和他之間已經雨過天晴了嗎？沒錯，但我依舊婉拒了他的邀約。他是過去式了，我已經清理了自己，放下了。我愛他，也原諒他，並祝福他一切順利。

讓我們都向前走吧。

那麼，那個更大的課題是什麼？

請大家一定要明白，這件事並非我朋友的錯，也完全不是我的錯。沒有人需要被責怪，引發這件事的，是一個**程式**。

了解這一點非常重要。我察覺到自己之內的程式，並爲它負起責任，而隨著我清理那個程式，狀況就解除了。

這是要學習的第一項功課，也是我與你分享這個故事的原因。即使是作家或大師，歸根究柢都要實行荷歐波諾波諾來清理各種程式、記憶及其他資訊，好讓自己回到純粹的愛的狀態。正如修．藍博士經常說的：「我來這裡就是爲了清理。」

你將在這本書裡學到，生命總是不斷帶來挑戰。這是生命的本質，而離開這個牢籠的通行證，就是實行荷歐波諾波諾。當你說出「我愛你」「對不起」「請原諒我」「謝謝你」這四句話時，你就把自己根本沒有意識到的那些程式和信念刪除了，這會讓你比較輕鬆地通過生命的考驗。清理得越多、刪除越多資訊，你就越接近神性或「零」。

眞有那麼容易嗎？這個方法是不是每次都有效？爲什麼人生在變好之前往往變得更糟？

跟著我，讓我們一起深入這場冒險一探究竟……

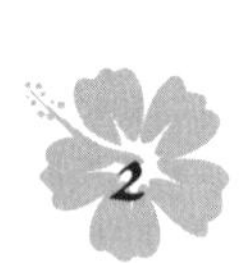

2

你將脫胎換骨

「荷歐」的意思是去製造、去做、去創造。
「波諾」的意思是平衡、善、正確、完美的秩序。
「荷歐波諾波諾」是一個以創造完美秩序與平衡來解決問題的方法。

——喬・維泰利

經常有人抱怨，在學會說四句話——「我愛你」「對不起」「請原諒我」「謝謝你」——這個基礎的荷歐波諾波諾實行方法之後，碰到的壞事似乎比好事多。

爲什麼會有這種狀況？

試想，一杯靜置了一段時間的水，當你開始攪拌它時，懸浮在水中的髒汙就會被攪亂，其中有一些一定會浮上水面。你必須持續清理，才能將所有髒汙一網打盡。我們心智裡的程式停留在非常深、非常黑暗的地方，所以我們可能會在感受到光明前，先經歷黑暗，但我們必須在開始清理這杯水之前，先找出這些髒汙。如同字面上的意思，清理之後，就會乾淨了。

「資訊」這個詞被用來描述這種無意識的程式，也就是阻擋你聽見你神性的聲音的垃圾。在某一次的零極限活動中，有人問修．藍博士「小我」和「神性」的差別何在，博士這麼回答：

首先，小我並不存在。你知道嗎？根本沒有這種東西，只有資訊，是資訊在說話，資訊說它就是小我——但根本沒有什麼「小我」，那只是資訊。我可以這樣說嗎？那只是資訊。資訊說什麼，你就說什麼，所以你對自己完全沒有掌控權。而荷歐波諾波諾要做的，就是讓你找到那些資訊，然後把它們清掉。你本來就是完美的，我們只是要清除那些資訊，讓它們不再擋住你，如此一來，你就可以置身光明之中。

我們要處理的資訊只有三種，一種我稱爲「無限的零」（IZ，Infinite Zero），這是一種中性的狀態。另一種則是神性進入「零」之中啓發你，我稱爲「IZI」——這是靈感，代表你已經融入流動之中。它毫不費力、輕鬆地發生。此外，還有所謂的「記憶」。記憶跟不費力和輕鬆背道而馳，讓人無法放鬆，所以你會生病，因爲你遠離了源頭和你自己。

你的心智只會處於這三種狀態之一，沒有中間地帶，你不可能同時存在兩種狀態中。

《零極限》出版後，擾亂了許多人和他們的程式。我不只一次提醒自己，問題不是那些到處說壞話的人，是存在他們之內的資訊——**程式**——造成了他們的不滿。

你一定也有過這樣的狀況：你脫口說出非你本意的話，完全搞不清楚那些話是哪兒來的。根據荷歐波諾波諾，那些話是從你無意識裡的**程式**冒出來的。你壓根兒不知道有這樣的程式存在，直到某個狀況發生，觸動了某個按鈕。然後，你就要小心了，因為衰事一件接一件發生了。

關於我在上一章提到的那個從俄羅斯回來之後就崩潰的朋友，要問的問題是：「究竟是他，或是一個被啓動的程式？」我在那次的事件之後就學到，幾乎所有我們以人類身分做出來的事，都是內在程式運作的結果。就我個人來說，我從來沒遇過任何一個活在覺醒第四階段的人。我在書上看過，但我自己不是那樣的人，我還在第三階段（臣服）。進入第四階段（開悟）需要神的恩典——意思就是，直到那一天來臨前，無意識的動機主導了我們大部分的行為。

這一點都不讓人驚訝，神經科學已經證實了我們是多麼地無意識。我們擁有的力量和掌控權比之前想像的多，但絕大多數人都不知道這一點，更別說好好利用了。基本上，我們一輩子就像由父母的養育方式及我們承繼的過去設定好程式的機器人，以某些特定且可預測的方式反應。

當某人對你、我或其他任何一個人大發雷霆時，很少是因為你、我或其他任何人的關係，而是跟他們擁有的**程式**有關。這裡有個重點：你在別人身上看到什麼，就表示你自己也有那樣東西。修．藍博士最有名的一句話是：「你有沒有注意到，每當你有問題時，你都在場？」

你在場，因為你是問題的一部分——或者更好的說法是，你是**程式**的一部分。你內在的程式引來另一個擁有相同程式的人，就像照鏡子一樣。你在鏡子裡看到的是你，你在人生中看到的一切，也都是你。外在的種種都是投射，若不是在**自己之內**體驗到了，你根本不會知道它們的存在。一切都發生在我們之內，外在世界只是內在的反射。這就是為什麼，了解所謂的「完全責任」就是要為你看到和經歷到的一切負責非常重要。從許多方面來說，外在世界沒有任何事物，因為你只在自己之內察覺到它。再說一次：一切都是你內在的反射。一切都是一面鏡子、都是一個共享的程式，當你清理時，你是在清理那個程式，並成為解決辦法的一部分。

這就是修．藍博士用來療癒一整間醫院裡患有精神疾病的罪犯的方法。他並沒有治療他們，而是治療自己，將那些罪犯視為他自身內在某個程式的投射。傳統的治療方法對那些罪犯來說早已無效，而修．藍博士藉由治療**自己的**認知來改變他們。當他清理了那些投射，病人的狀況就好轉了。

別讓自己成為一棟空房子

你必須了解，當你看著這本書、看著任何一個人，或是經歷任何片刻時，很少能夠單純地看見其本質。

凡德比爾大學的心理學家在二〇一一年發現，我們對最近看見的事物的記憶會汙染自己的視覺認知，嚴重影響我們正確理解眼前所見事物並據以行動的能力。「這項研究顯示，看見某樣事物的記憶只要在心中停留一小段時間，那麼在我們還記得的期間，該記憶就會『汙染』我們的視覺認知。」那篇研究結果的共同作者藍道夫．布萊克如此說道。

舉例來說，幾年前我太太的車在行駛中突然著火，幸運的是，她看到煙從儀表板冒出來，便趕緊把車子靠邊停，下車找人求救。幾分鐘後，她的車已經被烈焰吞噬。事件發生的地點離我們家很近，所以她打了電話給我，而我很快就趕到她身邊。我們兩個人一起看著她的車被徹底燒毀，那個景象讓人難以平靜，更難以忘懷。

隔週，我們看到且聞到一陣煙。我還記得那時我倆正在吃早餐，她轉頭望向外面時看見煙霧，我們兩個都覺得那看起來像煙。驚慌失措的我們立刻衝到屋外，想找出是哪一家失火了，但根本沒有，那其實只是一陣常見的晨霧罷了。幾天前親眼見到汽車起火燃燒的創傷經驗，讓我們的大腦在沒有煙的地方看見了煙。

然而，一切不只是把某個認知帶入當下這麼簡單。是的，如果你剛看完一部恐怖電影，停留在你腦中那些栩栩如生、令人不安的影像會讓你在看著所有東西時都覺得鬼影幢幢。你的大腦會把下一刻發生的事情過濾掉，因爲那些恐怖的影像還留在你當下的記憶中。

修·藍博士讓我知道，我們也擁有無意識的記憶，在心理和生理各個層面對我們造成影響。他說：「如果你的潛意識裝滿資訊，而且覺得不堪負荷了，那麼它就會離開你。你知道的，它會收拾行李，然後跟你說拜拜，你的那個部分就沒了——你有了一棟空房子。那麼，空房子會發生什麼事？它可能會被侵占，魔鬼會跑進來。所以重點就是，你必須在家。你必須確定自己無時無刻不在努力讓自己保持在零的狀態，這樣你的那個部分才不會離開你。

「癌症細胞就是一種遺失了身分的細胞，它不知道自己是誰。而它因爲不知道自己是誰，便開始搞破壞，肆意摧毀東西，表現得很反常，就像你一樣。事情會發生，是因爲你不知道自己是誰，你已經被記憶取代了。你沒有處於零的狀態，記憶便跑出來取代了你。現在的你有如置身地獄，各種問題接踵而來。這就是魔鬼。」

無意識的記憶儘管幽微難測，但依然有跡可尋。舉例來說，當你在派對中看見某人，馬上覺得喜歡——或不喜歡——對方時，通常是因爲你腦中的某個程式在作祟。你並沒有清楚看見那個人，你看見的是你的程式投射在對方身上。難怪很多人結婚的對象不是和他們的父母很像，就是完全相反，那些早年的影像覆蓋在他們眼前所見的事物上了。

過去我對掌權者很感冒，總是喜歡反抗上司。我在一邊咕噥著抱怨上司、一邊工作時，往往會有很好的表現。他們根本不比我優秀，除了職位比我高、薪水比我優渥之外，他們沒有什麼東西凌駕我之上。然而，我在心理上將他們視爲父母，我和我父親——一位退休的海軍陸戰隊中士——之間的關係被投射到任何一個展現出權威的人身上。我並未將上司視爲一個人，在我眼中的他或她，是我父親的翻版。當然，那時我並不知道這一點，而我花了很長的時間清理，才把那個程式消除。

別以爲你不會中這種大腦的詭計。我們往往認爲這種事只會發生在別人身上，而不是自己，這樣的想法本身就是大腦的伎倆，一種逃避責任的方法。事實上，你**此刻**看到的就不是實相。

在你重約一．五公斤的大腦裡有一千億個神經元，而每秒鐘在大腦迴路裡會湧現一千一百萬位元的感官資訊，但你只會意識到其中的四十位元。四十而已！那剩下的一千零九十九萬九千九百六十位元的資訊到哪裡去了？你的大腦過濾掉它們了，並將之歸類爲對你的生存沒有幫助的資訊。

大腦怎麼知道要過濾掉哪些資訊？聽仔細了：你的大腦會根據它既有的記憶創造出這個世界的形象。換句話說，你過去的各種經歷就是創造出一個實相樣板的記憶——你的大腦會利用這個樣板來告訴你什麼才是眞的。如果當下發生的事不符合大腦所認定的「有價值」和「眞實」，你這個「有意識的存在體」永遠不會知道這件事曾經發生，甚至根本不會看到這個資訊，因爲你的大腦爲了保護你，不讓你知道。你的大腦是創造實相的機器，這件事大概只有你不曉得吧——直到現在。

難怪會有人問我這樣的問題：「爲什麼有些人相信吸引力法則，有些人不信？」很簡單，相信的人讓那些支持他們信念的資訊進來，不相信的人同樣也會放行某些資訊——那些反駁吸引力法則、支持他們信念的資訊。

吸引力法則是眞的嗎？因爲你可以吸引支持**任何**信念的資訊前來，所以吸引力法則則顯然是眞的。

眞正的荷歐波諾波諾所揭露的，是記憶阻礙了我們去體驗當下這一刻純然眞實的樣貌。雖然你可能不希望一千一百萬位元的資訊瞬間湧向你，但你也不想阻絕靈感出現，只因爲它不符合你的世界觀。

根據多位科學家的意見，只有嬰兒能看見這個世界本然的模樣。他們見到的實相是沒有經過修剪的版本，因爲他們用來過濾掉輸入資訊的記憶較少。正如修‧藍博士經常說的：「唯有擁有一雙新生兒般的眼睛，你才能眞正看見。」

被告求償三百萬，我學到什麼？

讓我在此分享另外一個例子，儘管要寫出這件事實在令我很痛苦。

幾年前，我和我太太找到一棟我們非常喜愛的房子，外觀宏偉、遠離塵囂，位在一片占地將近兩萬五千坪的美麗山坡上，完全符合我們當時的需求。但因爲那是一棟非常昂貴奢華的房子，需要一大筆貸款才買得起，所以我向銀行申請貸款，也被批准了。我們開始進行交屋手續，並著手擬訂搬家計畫，打算在新家歡度聖誕節。空氣中瀰漫著興奮之情。

但是，就在交屋的三天前，銀行打電話來，臨時增加了幾項有關那筆房貸的條款。我的會計師及法律顧問都叫我不要簽署那樣的條款，因爲我一定會後悔。這是銀行慣用的手法，會讓人深陷財務泥淖，動彈不得，而我不想掉入那樣的陷阱中。所以，我決定不買那棟房子了。我們極度失望，取消了交易。

我以爲事情到這裡就結束了。

我錯了。

賣方是兩位正在辦離婚手續的律師，他們決定告我不買他們的房子。我不敢相信竟然會有這種事。結果，因爲合約裡有一行字寫著我不能反悔不買，所以他們可以拿這一條來告我。我找了三個律師，最後才找到一個我喜歡且願意幫我的。

那場訴訟拖拖拉拉進行了將近三年的時間。三年！我得出席取證會，讓對方律師追問我每一件事，從我爲什麼不買那棟房子，到我和已經過世的前妻之間的關係。很顯然，在這種取證會中，你要問什麼都可以。整個過程讓人疲倦不堪、痛苦不已，而最讓我難過的是，他們這麼做的動機是出自貪婪或報復，裡面完全沒有愛。我的心情低落，終於明白人是可以被驅使去做出這種事情的。

我知道一些抒解壓力的方法和好幾種療法，並把它們全用上，卻沒有任何一種可以消除這個狀況。我持續地清理、清理、清理，在那三年之中，我幾乎每天清理，但什麼都沒發生，或者表面上看起來如此。

修．藍博士在另一次零極限活動前到德州奧斯汀來看我，我在機場的行李提領處和他碰面，向他提起我背負的重擔。他很專心地聽我的故事。

「你還有你那張名片嗎？」他問我。他指的是那張他之前說是個清理工具的名片，上面印著我的愛車法蘭心。我說有。

「用那張名片把告你的那些人的影像切碎。」他解釋道，「只要想像一切都被切成很小很小的碎片，然後消失。」

他教我的是進階的荷歐波諾波諾清理方法，我完全按照他說的去做，但情況似乎沒有改變。事實上，那對夫妻現在向我求償三百萬美元，讓我驚駭莫名。他們完全沒有任何實質損失，依舊擁有那棟房子，卻聲稱我造成他們可預見的收入損失，以此為由控告我。

我向親近的朋友訴說我的困境，沒有人能夠解釋為什麼這種事會發生在我身上。然後我想起我在自己的書《相信就可以做到》裡說過，一旦學到教訓，你就不再需要那樣的體驗了。

「我要學習的教訓是什麼？」我問自己，「這件事要給我什麼樣的教訓？」

在深入探索靈魂幾個月後，我的結論是：我內在的某個程式引來這個狀況，為的是要讓我學會仔細看合約。我很信任我的房屋仲介（他應該把合約中造成所有人問題的那個條文刪掉），所以沒有仔細閱讀合約內容，儘管我心裡其實有過這個念頭，但我忽略了內在發出的警訊，結果就是地獄般的折磨。一旦學到教訓——順從自己的感覺，並且要仔細看合約——我就覺得自由了。

然後，奇蹟出現了。

那對夫妻提議庭外和解。他們不想再求償三百萬美元，也不想繼續進行訴訟了。整場戲迅速又平和地落幕，事情就這樣結束了。

雖然訴訟常常要花上好幾年時間，但那場官司就在我弄清楚緣由之後結束了。這對我來說，是另一個奇蹟。

請注意，我必須不斷清理，直到學到教訓，並把那個程式刪除為止。一旦如此，事件就消解了。但是，你必須負起全責才行得通。

有位律師曾對我說：「人類的大腦裡有某種東西不讓人承認自己必須負責。就算鐵證如山擺在眼前，大家還是會否認、忽略，並且替自己為何會涉入找藉口。」

這就是為什麼荷歐波諾波諾會有「對不起」和「請原諒我」這樣的句子。這些話幫助你察覺你在自己正經歷的事情中所扮演的角色。有趣的是，這兩句話也是絕大多數人最難說出口的，大部分人甚至拒絕去思考這兩個句子。

再說一次，發生在你生命中那些需要解決的問題，不是你的錯，卻是你的責任。

如果你正在和人生的某個困境角力，請你明白，此問題跟你或其他任何人都無關。**這個問題是個程式**，它存在你之內，就像細菌或病毒，而且比較是心理上的東西。這就是荷歐波諾波諾所謂的「記憶」。我們不知道它從哪裡來，也不必知道，我們只需要把它刪除。

怎麼刪除？藉由實行眞正的荷歐波諾波諾。不過，在我說明刪除舊有程式的新方法之前，讓我們先來看看今天我們所知的荷歐波諾波諾有著什麼樣的歷史。

這個奇怪的療法究竟是從哪裡來的？

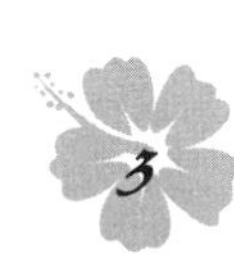

3 莫兒娜瘋了嗎？

我們現今使用的荷歐波諾波諾只有一個重點，那就是刪除你內在所有的程式。

——喬・維泰利

莫兒娜・西蒙那是個怪人，修・藍博士也是這麼想的，至少一開始是。他曾經三次在她的研討會中離席，即使他後來還是回到會場，乖乖坐下來聽她講魔鬼、精靈和靈魂什麼的，在接下來的兩年裡，他依然覺得她是個瘋子。不過，有某樣東西讓他留在她身邊，他一直忠實地跟著她，成爲她改良後的荷歐波諾波諾的追隨者，直到她在一九九二年過世爲止。

莫兒娜在一九七六年將傳統荷歐波諾波諾的團體治療改成在個人之內療癒。莫兒娜是衆人公認的「卡胡那」（Kahuna），或說祕密守護者，但她並未將之視爲絕不外傳的機密，而是以低廉的收費開課傳授那些祕密，不限對象。護士經常請她去「清理」醫院，但她可不是帶著水桶和掃把去，因爲她要驅除的是那些在醫院走廊晃來晃去、一整夜搭電梯上上下下，或是隨意沖馬桶的幽靈。莫兒娜去療癒那家醫院，好讓護士獲得安寧，而她顯然做得很不錯，因爲其他醫院的護士也爭相請她去清理。

雖然莫兒娜對傳統荷歐波諾波諾的團體治療方法十分嫻熟，但她的焦點還是放在一個比較內在的方式，這很顯然是她自己創造的方法。她在尊重夏威夷傳統習俗和信仰的同時，也知道如果人們可以把自己的內在世界照料好，他們的外在世界就會改變。於是，她從夏威夷傳統療法中創造出一個現代的自助技巧。

莫兒娜經常說，當你切斷了那些「阿卡繫帶」，或說你與其他人事物之間的牽絆，你就自由了。她用電話線的連結來比喻和另一個人之間的「阿卡繫帶」，或說看不見的連繫。她的說法是，當你花時間在某個人、某個地方或某樣事物上，就會創造出一個連接物——一個跟著你們雙方的無形連結，即使你離開了那個人、事、物或地方，它依然存在。而該無形連結也同樣會跟著那個人、事、物或地方。想像一張蜘蛛網把你和你接觸過的一切連結起來，你就知道有多混亂了。她甚至提到，你買的古董、你收到或送出的禮物，也都有阿卡繫帶。你一定要小心，而且，她認爲你應該隨時清除那些連接物。

那麼，我擁有的那些古董怎麼辦？我不清楚在這麼多世代的傳承中，究竟誰曾經擁有過它們。我必須刻意斬斷那些物品上面的阿卡繫帶，否則我可能就會像是敞開大門歡迎那些人的程式進入我家。

莫兒娜送給世人的清理禱文

莫兒娜覺得我們必須切斷**所有**阿卡繫帶，才能自由地讓神性透過我們運作。進入醫院時，她的「X光視力」——姑且這麼形容好了——讓她看見那些依然遊蕩在人世間的亡靈，而她的荷歐波諾波諾要做的就是因果的清理。一旦她切斷亡靈與這個人世之間的牽繫，他們就能往前走了。莫兒娜使用的方法是唸誦她最喜歡的「清理禱文」。和「主禱文」相比，她比較喜歡用清理禱文來清除連結。是她的靈感要她這樣做的，而她把它當作禮物送給這個世界，讓我們可以自由地使用。修．藍博士和我都還在用這個方法，禱文的內容是這樣的：

聖靈、超意識，請幫我找到我對＿＿＿＿＿（在空白處填入你的信念、感覺或想法）的感覺與想法的源頭。

將我這個存在的所有層次、層面和面向都帶到那個源頭去。

分析它，用神的眞理完美地消解它。
請穿越時間及永恆中的世世代代，
療癒因這個源頭而起的每個事件及相關的種種。
請依照神的旨意進行，直到我處於當下，
充滿了光與眞理，
充滿了神的平靜與愛；
直到寬恕了我所有的錯誤認知，
寬恕了造成這些感覺與想法的每個人、每個地方、每個狀況和每個事件。

莫兒娜說，每當想要釋放某樣事物時，就唸四次清理禱文。她覺得如果能把祈禱文背下來，會比較容易在你的意識裡把那樣事物帶上來，但看著文字照著唸也完全不會有問題。

有一次，一位醫生問她，假如病人過世的時候他覺得很難過，這樣的感覺是不是會留在那個病人的靈魂裡？她說：「是的。」還眞是沉重啊。她解釋說，我們彼此之間都有著牽繫，而情緒會讓那些連結更加牢固。如果想要釋放連結，就必須釋放自己；而要釋放自己，就要實行荷歐波諾波諾，唸上述的祈禱文。

根據莫兒娜的說法，人是電腦，而我們內部安裝的程式幾乎都不是我們接收的。我們出生在一條時間軸上的某個點，但一切早在那之前就開始了。她相信輪迴轉世，卻也說我們每個人都是獨一無二的。我們從前世帶到此生的東西，遠遠超過眼睛所能見。我們的心智已經被許多資訊預先設定好了，其中大部分的資訊我們都不再需要，而所有的資訊都在阻擋神性傳遞靈感給我們。

就像莫兒娜教導修・藍博士、修・藍博士教導我的，我們唯一的目的就是把自己那些東西清掉。就算我們和某人之間有問題，那個問題也在我們之內，而**不是**那個人。對許多《零極限》的讀者來說，這是個很大的問題，他們不是掩蓋它，就是誤解了它。現代荷歐波諾波諾只有一個重點：刪除**你**內在所有的資訊。

莫兒娜反覆教導大家，刪除程式的方法就是運用她的祈禱文，重複唸四次是竅門所在。她還說，其他人沒必要知道你在做這件事，你需要的只有對方的名字。

事實上，這也是修・藍博士在我們每一次的零極限研討會前使用的清理方法。他會向我要參加者名單，只要名字就可以了。然後，他會拿著名單，一個名字一個名字地看，並在心裡刪除他自己與那個人之間的阿卡繫帶。

更常見的是，他會用鉛筆尾端的橡皮擦在每個人的名字上一邊輕敲、一邊默唸「露珠」或「刪除」。我不覺得修・藍博士會對著每個名字各唸一次莫兒娜的祈禱文，他很可能只會對著整張名單唸一遍。

我一定要再次強調，做這些事的整個重點在於你內在的平靜。其他人並不重要，除了要注意他或她對你內在的安寧造成了什麼影響。如果有人踩到你的地雷，你就清理、清理，再清理。

重點在療癒自己

在莫兒娜最後一次公開露面的影片裡，有人問能否把某個思想形式植入某人的心智中。我覺得這個問題非常有意思。自從我頓悟之後，我就明白與神性的溝通是雙向的。你可以清空自己，好接收來自神性的靈感，你也可以很清楚地將自己的請求**傳送給**神性。

莫兒娜說：「可以，你可以把一個思想形式放進另一個人的電腦裡。」這讓我很驚訝，因爲修．藍博士說：「不要去干涉別人，你會扯上他們的業力，然後付出慘痛的代價。」但修．藍博士的老師莫兒娜卻說，你可以影響另一個人。

誰說的才是對的？

他們兩個都是對的。你可以抱持著傳送某個訊息給另一個人的意念，以情緒激發它，並想像這個訊息被傳送給對方。我希望你的目的是為了對方的安康與療癒，我確定莫兒娜的意思也是如此。

但是，這麼做會引發一個問題：誰知道什麼才是對別人好？我不知道你一生的經歷，你也不知道我的。有時候，事情似乎很明顯——有人在受苦，那就幫助他們，但我們看不到那個更大的畫面。他們的苦難可能會帶領他們找到一份我們無法看見或預測的禮物。

莫兒娜把焦點放在療癒，我確定她希望那些思想形式擁有正面意念。她公開承認的確有些巫師在施行黑魔法，也坦承他們曾在她身上施法，試圖傷害她。她知道有些力量是好的，有些則沒有那麼好。

事實上，早期的夏威夷「卡胡那」通常是邪惡的巫師，大家都說他們會把人「咒死」。根據朱勒斯．斯卡蒙．羅德曼在他的書《夏威夷的卡胡那巫師》中所言，他們施行的黑魔法比白魔法多，其中的恨多於愛，看不見現代荷歐波諾波諾的愛與寬恕，完全是一種操弄人心的邪惡技巧。

史考特．康寧漢在他的書《夏威夷魔法與靈性傳統指南》中寫道，有些卡胡那會派靈魂飛出去進行破壞性任務。

這有某些部分是可以理解的。基督徒一直到一八二〇年才進入夏威夷，從那時起，他們開始改變夏威夷人的信仰、教化他們，並禁止舊習俗，例如知名的草裙舞。在那之前，恐懼、迷信、偏執等行爲掌控了夏威夷人，他們害怕土地、黑暗及其他種種。只要他們表現良好、獻上祭品，或是找巫師、術士來作法，掌管風、土、海的衆神就不會傷害他們。夏威夷人認爲，凡是能夠保護他們的人都具備神奇的力量，而這些力量通常被用來詛咒或消滅任何可預見的威脅。這就是早期的「胡那」（Huna），一種超自然武器。

莫兒娜被認爲是最後僅存的幾位正宗、傳統的卡胡那之一，但她把自己的力量用在好的地方。不同之處是，莫兒娜的教誨重點在於**療癒自己**，你的安康足以影響他人。

有一次，她走進一家醫院，向醫院的負責人解釋，如果他希望他的醫院可以更有效率、更發揮作用，就需要療癒自己。她坐在他身旁，開始唸祈禱文。而據她說，隔天那家醫院的狀況就改善了。

不跟對方說一個字就影響他人，不是什麼新方法。「新思想運動」之父菲尼亞斯．帕克赫斯特．昆比曾經寫道：

一個無可爭論、哲學從未解釋的事實是，人會在彼此都沒有意識到的情況下影響對方。根據我用來治療病人的法則，這種事情絕對存在，而且也可以證明，毫無疑問地，人完全沒意識到自身所受的影響，而且往往在不知道原因的情況下，對結果負有責任。

這也解釋了修．藍博士如何將他平靜的振動帶到一個失序的精神病院，在沒有人知道他存在的情況下，讓病人安定下來。他們會放鬆，是因爲修．藍博士那不言而喻的平靜。他一句話都沒有說，就影響了他們。

想像與實體一樣真實，萬物皆有靈

莫兒娜相信想像出來的世界和現實世界一樣眞實。例如，她經常說你不需要用水來當作清理工具，**想像**的水一樣有清理效果。修．藍博士常說藍色太陽水是很好的清理工具，只要把一般的清水裝進藍色瓶子裡，置放在太陽下一個小時，就可以做出來；但莫兒娜說，你只須**在心裡想像**藍色太陽水就好了。一切都在你的心智之中發生。

我參加過一次由一位經驗豐富的荷歐波諾波諾實行者主持的清理儀式，他寄了一封電子郵件來，裡面在許多奇怪的地方出現粗體字：「這場靜心由一顆巨大的**彩虹糖**開始，它降落在你和一切事物上方。當這顆**糖果**融化時，它將你的憂慮記憶切成一塊一塊。接著，這顆**糖果**將那些小塊小塊的記憶融化掉，整個過程花費了幾分鐘。最後，你拿到一塊**彩虹餅乾**。這塊**餅乾**是特別給你用來處理體重問題的工具，經常吃它，想像吃餅乾可以瘦身。靜心到此結束，大功告成！」

對莫兒娜及其他荷歐波諾波諾老手來說，想像就和實體物質一樣眞實。不過，整個焦點都在你身上——不是其他任何人，而是**你**。

在二〇〇六年舉行的第一次零極限活動中，有兩個修．藍博士的學生坐在房間後面。他們彷彿水泥雕像般動也不動，一句話也不說，而且面無表情，以一種全然置身事外的靜默坐著觀察四周。要不是他們身上穿著西式服裝，可能會被以爲是前世來的修行僧。

我問他們在做什麼，其中一個說：「我們的工作。」我有種感覺，他們是在幫助修．藍博士持續清理這個房間，好讓所有人更快體驗到神性。我相信他們什麼都沒有做，只是清理自己。他們把焦點放在自身的安康，是在刪除我們所有人內在的資訊。

記住，唯一的目的是你自身的安康。從那個修．藍博士稱爲「零」的地方，你或許會受到啓發去幫助他人，但是，請讓那樣的啓發來自靈感，而非你的小我。

同時，持續清理。

莫兒娜覺得生命的一切都是神聖的，她是眞的這麼認爲。沒有任何事物例外。她視無生命的物體爲有生命，認爲萬物皆有靈，**每一樣東西**都是活的。她說，最重要的事情就是尊重所有生命。

難怪修．藍博士會跟桌子、椅子、地毯和房間說話。他會確認它們是否安好，視那些東西爲活物。他也是個萬物有靈論者，隨時都在尋找需要切斷的阿卡繫帶，好達到純淨的狀態。

每次修．藍博士跟房間和椅子說話時，我都覺得他瘋了，但就在我收藏的吉他越來越多之後，我注意到每一把吉他好像都有話要對我說。音樂家常說每把吉他裡面都有樂曲，當我拿起我收藏的一把手工吉他時，突然開始彈奏並哼唱一段很少見的旋律和歌詞，那首歌後來收錄在我的專輯裡。請注意，原來並沒有那首歌，直到我的吉他彷彿告訴了我它的存在。現在我不再質疑修．藍博士和家具說話的行爲，因爲我也會跟吉他說話了。

莫兒娜做得更深入。「你可以清理房間，」她曾經說道，「但是土地呢？」她解釋說，所有土地都是神聖的，且需要療癒。每當那些大型機具到來，開始進行各項建設時，土地就會被褻瀆。所以，它也需要療癒。

在寫這一章時，我收到馬克・安東尼寄來的書稿。他是位律師，擁有看得見另一個世界的能力。他叫自己「靈異律師」，他的書裡到處都是證據——包括他自己及其他研究者的親身經歷——證明了的確存在著一個我們看不見的世界。

莫兒娜經常被請去幫助醫院裡那些一般人看不見的亡靈完成未了的心願，讓他們明白自己已經死去，並協助他們前往下一個階段。修・藍博士經常警告說不要理會鬼魂，因為你的關注會吸引他們前來。他覺得你唯一的任務就是把自己照顧好。

然而，每當莫兒娜或修・藍博士碰上心願未了的亡靈時，還是會幫忙清理。怎麼做呢？就是不斷地唸清理禱文。對他們兩人來說，這段祈禱文是用來切斷阿卡繫帶、釋放資訊的工具，如此一來，所有牽涉其中的人都能獲得自由。莫兒娜曾經被請求去清理珍珠港，因為許多已經往生的靈魂依然徘徊在那個區域。她答應這麼做。

同時她也認為，其實你並沒有真的進行任何清理。「祈禱文是一份釋放申請書。」莫兒娜解釋道。修・藍博士稱之為「呼請」。你的清理是一項請求，至於要不要做任何事，由神性決定。有時候，這個人有業力的債要償還，無論進行多少荷歐波諾波諾都幫不上忙，除非神性表示債已經還完了。

簡言之，清理，然後放下。清理，並且信任；實行荷歐波諾波諾，並且懷抱信心。相信這個清理過程，其他的一切都是小我的欲求，而小我並非發號施令的老大，神性才是。

在治療的圈子裡，有太多人責怪他人沒有被療癒。他們會說你必須做這個或那個，如果做了沒有效，一定是你的錯。不幸的是，那些治療師非但沒有幫上忙，反而讓事情變糟。根據現代的、眞正的荷歐波諾波諾，**沒有人**需要被責怪，永遠沒有。你會有各種問題和挑戰，是因爲資訊的關係，而你要努力刪除這些資訊。然而，資訊會不會被刪除，不是由你決定。

事實上，期望某種特定的結果出現，會帶來**更多**資訊。換句話說，期待是一種信念，而信念就是資訊。這也是爲什麼修．藍博士不斷在公開及私人場合強調，他所做的只是清理，其餘的交給神性處理。

難怪有些人覺得莫兒娜很怪。她無法保證結果，只能保證她會清理，但結果不是她能掌控的。

好好想想吧。

還有，繼續清理。

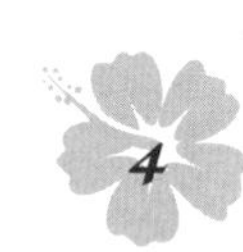

4 哪一個才是眞正的荷歐波諾波諾？

你人生中最重要的資產，就是清明。

——伊賀列阿卡拉・修・藍博士

說到底，荷歐波諾波諾究竟是哪裡來的？

修・藍博士經常說它來自其他的銀河系，這眞是一個開拓心智的說法。他告訴我，荷歐波諾波諾可能來自列穆里亞——這是一塊遺失的大陸，類似亞特蘭提斯，不確定是否曾經存在過。身爲一個想要知道眞憑實據的作家，我覺得這兩種可能性對我都沒什麼幫助。

眞相到底是什麼？

原始形式的荷歐波諾波諾是一個用來在家庭中療癒關係、化解紛爭的工具，至少存在了一個世紀之久，但起源不可考，儘管有人猜測它源自玻里尼西亞人。

根據《追尋根源》這本書的第一卷所言：「基本上，荷歐波諾波諾是用來處理家庭問題，或是與該問題最相關的狀況。」如果想了解傳統的荷歐波諾波諾，莫兒娜推薦可以看這本書。

夏威夷的治療師、神職人員、諮商師及家族長老都使用荷歐波諾波諾，通常是全家人坐著圍成一圈，輪流說出他們的不和、怨恨、憤怒及其他種種問題，目的是爲了發洩情緒、傾訴，最後以寬恕作結。

直到今天還是有人在使用這個方法，不過有各式各樣的人以不同的方式詮釋該怎麼做。很多人覺得這個方法已經被汙染了，《追尋根源》這本書就說：「基督教在超過一個世紀之前來到夏威夷，然後荷歐波諾波諾就式微了。」

傳統的荷歐波諾波諾會按照以下的步驟進行：

- 開場祈禱。
- 提出需要解決或療癒的問題。
- 在場的每個人檢視自身的想法和行爲。
- 全然誠實。
- 主持者主導討論的進行，並引導成員。
- 向眾神及彼此坦承自己做錯的事。

●全員達成共識，要補償受到傷害的一方。

●結尾祈禱。

基督教傳入之前，上述的傳統荷歐波諾波諾儀式結束後，會獻祭牲口；基督教傳入之後，儀式完成後會吃一餐。莫兒娜說，其實儀式之後有水果吃就夠了。

修·藍博士和我所教授的荷歐波諾波諾是莫兒娜改良後的版本，基本上和傳統的荷歐波諾波諾並無二致，只是不需要其他任何人參與，一切都在自己之內進行。莫兒娜認爲，一切都因你而起；修·藍博士更進一步說，你不需要其他任何人。這也是爲什麼荷歐波諾波諾不必教，也無須開發相關產品，你需要的只有這個程序，然後去做就對了。如果眞的需要什麼，那麼有位私人教練會很有幫助（就像修·藍博士有莫兒娜，而我有修·藍博士）。

有一次，我問修·藍博士我是否需要接受荷歐波諾波諾的訓練。「不用，」他毫不猶豫地回答我，「你已經會了。」

我不這麼認爲，所以繼續去和那些曾經跟隨莫兒娜或修·藍博士學習的人見面、談話，想要盡可能吸收一切。而當然，我這樣做只是在我已經負擔過重的心智硬碟裡增加更多資訊而已。

現在可好，有更多東西要清理了。

究竟什麼才是眞正的荷歐波諾波諾？你正在做的那一個。

基本上，荷歐波諾波諾是個工具，而不是至高無上的宗教。它是通往覺醒的一步。一路上，許多人開發了荷歐波諾波諾相關商品，就連修·藍博士都有產品在銷售。例如，他提供Ceeport貼紙，貼紙上的圖像是他獲得靈感創造出來的。Ceeport的意思是：「在回到港口的路上，清理、清除、清除。」他的名片上也有相同的圖案，並以每張十美元的價格出售。我一直都很佩服他這麼做的勇氣，很多人想方設法要把名片送給別人，修·藍博士卻是用賣的。

修·藍博士有一次說，每當有人問他可不可以拿某些受到荷歐波諾波諾啓發而創造出來的商品來賣，他都會說：「只要這個創意來自靈感，就沒問題。」

你可以隨自己的心意決定要不要使用這些產品，但你必須問自己，你是不是眞的需要它們。在荷歐波諾波諾中，唯一要改變的人是你自己。當你運用這個方法來處理自己的心煩意亂——無論什麼人或什麼事踩到你的地雷——那麼你就是在實行眞正的荷歐波諾波諾。你不需要其他任何東西。

唯一真正需要做的，只是找回自己內在的平靜

雖然我很希望大家多買幾本《新．零極限》（還有《零極限》），分送給所有你認識的人，但只有你需要去做任何跟你經歷到的問題有關的事。我知道你很想對別人說：「清理這個吧。」但眞正的荷歐波諾波諾不是這樣運作的。

沒有任何人需要做任何事來解決任何問題，只有你。

傳統的荷歐波諾波諾看起來像這樣：某個人對某個狀況不滿，爲了解決這個問題，每個牽涉其中的人都被找來參加一場會議。在會議中，可以盡情抱怨，不一定每次都是帶著愛表達不滿，或是帶著寬恕接受。主持會議者要讓與會的每個人都盡到發言的權利和義務，然後會議繼續進行，需要多長時間都可以，直到找出圓滿的解決方案——無條件的愛重新回到這群與會者之間。

現代的荷歐波諾波諾看起來則像這樣：你因爲某個狀況而心煩意亂，於是轉向自己的內在，感受那份痛苦，並請求神性（或是神、蓋婭、道、零、大自然等）移除你內在那個導致或引來這個狀況的程式（資訊、想法或信念）。你重複這個清理、清除、消除或修正的過程，一直到覺得平靜爲止。

第一種方式，你需要、也仰賴其他人；第二種方式，你誰都不需要。而修．藍博

士、莫兒娜和我教導的，是第二種方法。

舉例來說，我有個朋友非常受不了她參加的團體裡的某個女人，那個女人好像只會說或做一些把大家都惹毛的事。我因爲不在那個團體，不知道那個女人一直在踩別人的地雷，所以這一切對我不痛不癢。我並未牽涉其中，但我的朋友有。

走投無路的她最後告訴我：「我試了荷歐波諾波諾，因爲我實在沒辦法戰勝這個狀況。」

也就是說，她不斷嘗試各種不同的話語和方法來化解她所經歷的衝突，但沒有一項有用。而她從《零極限》知道了荷歐波諾波諾這個方法，便決定試試看。結果，她因此找到內在的平靜，終於可以好好睡個覺了。

她在這樣的衝突狀況下讓自己到達零的狀態。

這裡還有另外一個例子：幾年前，我母親進了急診室。她已經病了十三年，而且病情每況愈下，讓她深受折磨。當時她的重要器官開始衰竭，我們全家人都被叫到急診室，我取消了所有活動，守在她的病榻旁。

她住的加護病房除了她之外，只有五位病人，其中三位在我去看母親時過世。看著自己的母親如此虛弱、蒼白，讓我很無助，一部分的我甚至感到憤怒，因爲我覺得她應該好好照顧自己才對。我既生氣又害怕，不知道該怎麼辦，就連醫生好像也只是讓她依靠維生系統撐著一口氣，沒做什麼其他治療。我的內心難以平靜，覺得做什麼都是徒勞。

我想起了荷歐波諾波諾。這個時候最重要的是我要找回內在的平靜，而我的平靜可以幫助我母親去做她需要做的事，無論是留下或離開。我開始在自己身上下工夫，而不是試著療癒她。我不知道如何治療她，也不知道該怎麼做才有幫助，我只知道自己很難過，所以在自身下工夫。我必須重新找回平靜。就我對治療師和療癒的研究，我知道自己的安康能夠影響周圍的人，所以我盡我所知去做。

我坐在那裡看向自己之內，不斷地重複這幾句話：「我愛你，對不起，請原諒我，謝謝你。」我不是對著我母親說，也沒有發出聲音。沒人知道我在做什麼，大家可能以爲我在靜心或祈禱，或者只是無助地靜靜坐著。我持續這麼做，直到等待的時間結束爲止。

那已經是好幾年前的事了，我母親此刻還健在，而且住在家裡。她的病情並沒有太大的起色，但她依然活著，能呼吸、說話、分享和溝通。她的狀況時好時壞，有時她會看著我說：「我愛你。」某些重要節日她也會到客廳加入我們，和全家人坐在一起。

負責照顧我母親的主要是我父親。身爲參加過二次世界大戰的美國海軍，而且和我母親結褵超過六十年，他將照顧我母親這件事視爲自己的任務，所以我和其他家人都不插手，讓他去做他覺得最好的處置。於此同時，我母親延長了的生命感覺像是個奇蹟。

是我實行的荷歐波諾波諾救了她的命嗎？我這麼做是否延長了她的壽命，或者只是爲自己帶來平靜？

我不知道。我怎麼可能曉得如何衡量這種事？但我的確知道，我內在的平靜讓我能夠陪在母親身邊，讓我能夠集中精神，處於當下——也許這才是眞正的奇蹟。也許因爲我願意接受當下的現實，不帶任何評斷或要求，因而釋放了我母親，讓她去做她需要做的事——這裡指的是讓身體好起來，然後回家去。

勞瑞．杜西醫師在他的書《心風潮：揭開信心療法的奧祕》中寫道：「研究者的建議是，治療師如果可以盡力排除一切想像、聯想或特定目的，就能發揮最大的效果。」此外他也說明，採取所謂「願神的旨意成就」的方法來療癒，或許是最好的。

正如十九世紀美國知名牧師亨利．瓦得．畢其爾所言：「人的力量在於找到神的方向，並矢志遵循。」

當然，說的比做的容易。看到母親在加護病房和死神搏鬥讓我難以平靜，我想要一個特定的結果：她恢復健康。然而，眞正的荷歐波諾波諾所教導的是，神性才能決定什麼是完美的結果，不是我。我必須擁有這樣的信心，才有辦法放手；我唯一需要努力去做的，就是找到內在的平靜。

接下來，讓我們再深入一點。

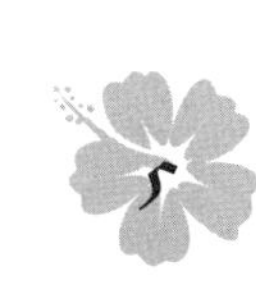

這究竟是誰的錯？

不是這些人、也不是這個人的錯。一切都是程式的錯。

——伊賀列阿卡拉．修．藍博士

一位朋友跑來找我，問我一堆從《零極限》衍生出來的問題。

「**小孩子**怎麼可能已經有限制性信念？」

會出現這個問題是因爲《零極限》裡面提到，修．藍博士的女兒有皮膚方面的疾病，而在他遇到莫兒娜之後，她幫忙治癒了那個孩子。

「但小孩子一開始怎麼會生病？孩子們不都是像張白紙一樣純眞嗎？」

人生來就帶著程式。表觀遺傳學已經證實，我們的曾祖父母所做的事，經常會出現在我們孩子的DNA裡。人來到這個世界時並非一塊上面空無一物的白板，我們是帶著設定好的程式來的，接著又從父母、其他人及我們生活其中的文化下載更多程式。

我跟那位朋友說，我課程裡的一位女性工作人員在生產完幾天後就失去她剛生下的雙胞胎。那位母親罪惡感深重，不停質問自己哪裡做錯了。醫生說，她沒做錯什麼，那並不是她的錯。

另外一個例子是，我認識的一位知名健身教練突然心臟病發。「怎麼會？」他百思不得其解，因爲**他**一直很注重飲食，且經常運動，做了所有正確的事。醫生向他解釋，並不是因爲他做了什麼，而是遺傳的問題。早在他出生之前，這種疾病就已經寫在他的家族樹狀圖裡了，跟他一點關係都沒有。

我的朋友懂了。「如果眞是這樣，那我們有好多清理工作要做。」他下了結論，而這也是荷歐波諾波諾的重點所在。要清理的資訊那麼多，我們可能永遠無法停下來。

有一次，修．藍博士和我共同參與一個在德州奧斯汀舉辦的活動，他到市中心散步時，向一個在公車站的陌生人說早安，那個人完全沒理他。修．藍博士說他立刻生氣了，因爲他希望對方可以友善地向他打招呼。這件事讓你知道，我們有多少清理工作要做。修．藍博士已經清理超過三十年，但一個陌生人的冷淡態度還是讓他覺得被冒犯了。

繼續清理吧。

你需要清理的東西大多是無意識的，那是你被設定好的程式。我也有。我到現在已經清理了好幾年，有了一些突破，以及一些與神性合一的時刻，但我還沒有做完，你也是。假如你正在讀這本書，表示你有更多清理工作要做。這麼說不是在批判你我，我們都是人，生來就繼承了許多程式，沒有任何人需要被責怪，但我們有責任藉由清理自己來清理這個世界。

清理是為了活在當下

如果你想要與生命合一，並在當下感到滿足，就繼續清理吧。我在這裡用的是「滿足」這個詞，雖然以前我會說，我們的目的是要在此刻感到快樂，還會補充說快樂是一種選擇——直到某次跟一位朋友聊天，才讓我重新思考自己所使用的語彙。

馬修．迪克森是一位了不起的佛朗明哥吉他手，也是我的吉他老師。每次他來找我，我們聊生命和荷歐波諾波諾的時間，往往比聊音樂還多。

有一天，馬修丟出一個想法：快樂轉瞬即逝。他說，每個人都想要「愛」，而爲了達到目的，我們做出各種事，但其實我們最想要的是「滿足」。這讓我想到「沉著」這個字眼。換句話說，我們想要的是「平靜」。「快樂」可能是其中一種表達方式，而「滿足」是另一種。

我們大部分人都不快樂、不平靜，或是不滿足。我常說，假如你想看看自己有多

「開悟」，就去拜訪家人，他們知道你的地雷在哪裡。很少人在家人身邊可以感到滿足，不論相處的時間長或短。以前我去拜訪家人時，總是會穿戴一個心靈防護罩，情緒繃得很緊，等著某人批評我的生活方式，或是我這個人。然而這些日子以來，我回家時總是覺得平靜。我一直在清理，而我的家人好像有了改變。

你必須持續不斷地清理，這是通往滿足的車票，路上則會有其他好處出現，那些額外的好處可說神祕又奇妙（我在後面會談到更多）。不要爲那些獎賞費心，想要藉由清理獲得任何事物也是一種程式。你清理是爲了處於**當下**。奇蹟就在**當下**，力量就在**當下**，眞正的獎賞就是**當下**。到目前爲止，我還沒眞正見到一個完全活在此時此地的人，所以我繼續清理。

「我愛你」「對不起」「請原諒我」「謝謝你」這四句話是從哪裡來的？它們爲什麼有用？

我無法找到任何研究可以證明這四句話的來源，但不難推測應該跟基督教信仰（例如藉由說「對不起」「請原諒我」來懺悔）有關。另一個也很明顯的事實是，古老的夏威夷迷信或許創造了一些向可以療癒或傷害他們的神明臣服的句子。此外，這四句話也很有可能來自團體諮商時任何一個成員會說的話：「請原諒我對著你的房子丟番茄。」然後以寬恕（「對不起」）作結。如此一來，一方就可以對另一方說：

「我愛你。」

無論這四句話是怎麼來的，它們現在已經廣爲接受，成千上萬的人此刻正反覆唸誦這四句話，以療癒自己心中那一長串抱怨名單。

不過，這些句子爲什麼有用？

這就更難說了。可能純粹是一種相信——安慰劑的力量可是非常強大的——再佐以修．藍博士協助關閉了一個收容精神病罪犯的醫院的知名故事，讓人更容易相信這四句話具有神奇的力量。

當然，我們也不能忽略這樣的可能性：這四句話**的確**有神奇力量。這股力量是來自你對它們的信任，或者來自實際唸誦（無論你信不信），誰都無法確定。我可以想像科學家開始做研究的畫面：一組人唸這四句話，另一組人不唸。也許這麼做我們就能知道究竟哪一邊有效，但因爲這樣的研究中有太多變數，最終也無法有個定論。

我常會解釋這四句話是用來觸發一個漫長的清理過程。例如，當我說「對不起」時，我眞正在想的是：「我內在不管是哪個程式創造了這件事，對不起。」當我說「請原諒我」時，我眞正的意思是：「請原諒我對自己的思考過程如此無意識。」當我說「謝謝你」，我指的是：「謝謝你從我的存在之中釋放了這個程式。」而當我說「我愛你」，我是在返回源頭（神性或「零」），並將自己內在的白板擦乾淨。

好消息是，如今已經有越來越多清理方法可以讓我們更快看到結果，我們會在另一章談到這些方法。至於現在，就讓我們來看看荷歐波諾波諾療法背後有哪些科學佐證吧。

6 這些程式是哪裡來的？

你已經是完美的了。

——伊賀列阿卡拉·修·藍博士

我熱愛「神經可塑性」這個領域，它賦予人類極大的力量。這門學科聲明，你的大腦就像塑膠一樣可以被塑形，而且可以被**你**重新塑造、重新設定——也就是所謂「自我導引的神經可塑性」。這幫忙解釋了荷歐波諾波諾是如何運作的。

根據傑佛瑞·史瓦茲博士在他與芮貝嘉·葛萊汀醫師合著的《你不是你的大腦》中所言，只要四個步驟，幾乎所有習慣都可以被改變。因此，現在你可以終結自我破壞行為，或是其他各種不良習慣，從此掙脫束縛了。

史瓦茲博士這個突破性方法的核心是要了解到：你不只是你的肉體。這就是爲什麼你可以跟你的大腦分開來，留心它的一舉一動，然後眞正重新設定它。

史瓦茲信奉科學，然而，他也不諱言自己是個相信心靈力量的人。

他並未斷言人的想法從何而來，但他認爲，有些想法對你有用，有些則是大腦發出的矇騙訊息——後者你可以學著去聽，但不要遵從。我告訴史瓦茲，我在自己所寫的大部分書裡把他所謂「大腦的矇騙訊息」稱爲「限制性信念」，兩者都是對你最遠大的目標沒有幫助的想法。史瓦茲解釋，他在治療強迫症患者的過程中發現，那些病人的腦波掃描結果顯示，他們是遵照大腦發出的訊息行事，做出傷害自己的行爲。然而，這不是病人的問題，而是他們的**大腦**有問題。運用新技巧，他們可以學會重新訓練自己的大腦。

不過，這對每個人其實都適用。我們的大腦不一定總是在幫我們忙。這裡要傳達的訊息是，無論情況多棘手，你都可以改變它，難的是學會怎麼做。史瓦茲的四個步驟可以應用在任何事物上，例如智慧型手機成癮症、強迫性購物症、暴食症、垃圾食物成癮症、習慣性外遇、拖延症，以及如何不再反覆回到毒藥般的舊情人身邊。

換句話說，「這個什麼荷歐波諾波諾的鬼東西根本就是狗屁」之類的想法出現在你腦中時，其實不是你這麼想，而是你的大腦這麼想。

史瓦茲把那些想法叫作「大腦的矇騙訊息」，但是在你可以將自己和它們分開來之前，那些想法**感覺起來**就像你。而清理可以幫助你從記憶中將它們消除，也有助於防止它們繼續出現。

改變心智四步驟

以下就是史瓦茲提出的四個步驟：

1. **重新貼標籤**：辨識出大腦的矇騙訊息及那些令人不舒服的感覺，依它們的眞實面貌給予恰當的名稱。

2. **重新架構**：改變你對大腦矇騙訊息的重要性的認知，說出爲什麼那些想法、渴望和衝動會一直煩擾你。（「那不是我，只是我的大腦！」）

3. **重新聚焦**：將你的注意力導引到一個有益身心且具建設性的活動或心智過程上——即使那些虛假且矇騙你的渴望、想法、衝動和感覺還在煩擾你。

4. **重新評價**：清楚地看見那些想法、渴望和衝動的眞實面貌——它們只是由大腦的矇騙訊息引發的感覺，都不是眞的，都沒有價值。

你可以鍛鍊身體，也可以鍛鍊心智。我現下稱之爲「大腦瑜伽」。這個資訊教你成爲掌控你大腦的飛行員，而非任由它帶你飛去撞牆的乘客。像史瓦茲這樣的神經科學先鋒所寫的書、所做的研究讓我很興奮，也啓發了我。他們證明了，只要有堅持、有意念、有策略，你就可以擁有自己想要的一切。

更重要的是，你可以來到此時此地，完整地體驗**這一刻**，聽見神性輕聲對你說出祂的目的和靈感，然後毫不猶豫、無所畏懼地付諸行動。

直到那一刻來臨之前，清理、清理、清理。

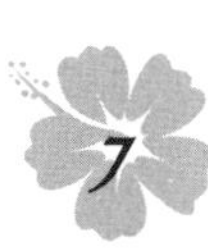

7 信念的神奇力量：安慰劑效應

根據劍橋大學的究研，一個英文字的字母序順無關緊要，唯一重要的是第一個和最後一個字母要在確正的位置，其他母字再怎麼亂排，你在讀閱上還是不會有問題。這是因爲人類的大腦不會開分去讀每一個獨單的字母，而是把一個字當作一個體整來看。

你的大腦天生就會製造各種捷徑來理解現實狀況，並尋找任何可能危害你生命的威脅，而它所使用的其中一種方法，就是塡補空白——就像你在讀前面那段亂七八糟的文字時所做的一樣。然而，這種獨特的能力也可能會在認知上造成問題。你的心智很有可能是錯的，而**你**也許根本沒有察覺到。

二〇〇五年的電影《火線重生》就是大腦這種功能的最佳示範。故事的內容敘述一名反社會罪犯被判處注射毒針的死刑，但也被提供一個重生的機會，條件就是幫忙進行一種新藥的測試（當白老鼠）——大家希望這種新藥可以讓騷動暴戾的心靈變得平靜。而這個殺人犯（由雷．李歐塔飾演）心不甘情不願地同意了。

隨著時間過去，他的性格變得溫和，而且痛悔前非，看起來眞的變了一個人。但觀衆很快就發現，這項研究裡使用同一種實驗藥物的其他受試者一個一個都死了，只有雷還活著，爲什麼？

我不想讓你無法好好享受這部電影，所以只能透露這一點：你的期望創造了你得到的結果。你不必有意識地知道那些期望是什麼，因爲你會從身邊的人、從你自己的過去，來推論你的期望是什麼。

這就是荷歐波諾波諾出場解決問題的時候了。

根據修．藍博士的說法，我們的過去就是我們程式的一部分，對人生及他人的期望，來自我們根據過往經歷做出的結論。換句話說，你幾乎從來沒有清楚看見當下這一刻，而是透過一層濾鏡在看。

在電影《火線重生》裡，主角從小生長在暴力之中，親眼見到因衝動和仇恨犯下的各種罪，所以在無意識中，他也認定自己的人生將會如他所見一般。這當然不是眞的，因爲事情不一定非要如此發展不可，但他的大腦已經有了結論，於是他便無意識地活出那個結論了。

隨著故事進展，他遇到了幫助他做出新結論的人，並開始有了巨大的轉變。爲什麼？因爲他對自己的新認知創造出一個新的存在方式——他變得仁慈善良，而不再是一個充滿暴戾之氣的人。

小心你沉重的人生行李

荷歐波諾波諾告訴你，你的過去不僅來自此生。

修．藍博士說，我們帶著來自變形蟲時期和宇宙創始以來所有前世的資訊，其數量遠遠超過你現在這一世的意識裡所有的資訊。你的行李非常沉重，因爲你好幾世以前就爲了一趟旅行在打包，而且你還沒把行李打開來，所以你看見的、體驗到的，很少是純粹的當下。

即使你讀到的這些文字，也是你的大腦經由一個已有成見的程式過濾之後，再把它們傳遞給你的。假如你接受的教育是要事事存疑，你就會用這樣的心態來讀這本書；相反地，如果你被教導要保持心胸開放，你就會用另外一種心態來讀。假如你喜歡我和我的書，你閱讀的時候會帶著某種期待；如果你屬於那些不喜歡我和我的書的人，你就會用另外一種不同的方式來閱讀。

那麼，這本書到底算什麼？

如果根據你個人的資訊和期待，可以有好幾種不同的方式來理解這些文字，那麼這本書的實相是什麼？

這裡有另外一個小測驗，可以讓你更深入地了解大腦如何按照這樣的方式運作。請閱讀左邊這個句子，數一數你看到了幾個F：

FINISHED FILES ARE THE RESULT OF YEARS OF SCIENTIFIC STUDY COMBINED WITH THE EXPERIENCE OF YEARS.

這個例子有助於說明你的大腦是會犯錯的。（對了，一共有六個F。你有沒有算到「of」這個字裡面的F？）

再提供一個小測驗：摩西帶上方舟的動物，每一種各有幾隻？

除非你之前看過這個問題，否則你大概會回答：「兩隻。」但是你答錯了，摩西並沒有帶動物上方舟，是諾亞。

雷．赫伯特在他的書《小心，別讓思考抄捷徑！》裡面提到一項研究：兩組大學生被要求在執行一項運動計畫之前先閱讀操作指南，其中一組學生閱讀的指南用的是清楚易讀的黑色印刷字體，另一組讀的是內容完全相同的指南，只不過用的字體看起來很像「毛筆寫出來的字」。

看完操作指南後，那些學生就得開始執行該運動計畫。結果，看了字體清楚易讀的指南那組學生覺得，這個計畫應該很容易開始執行，而另一組看了內容相同、字體卻非常難以閱讀的指南的學生，則覺得這個計畫太困難了，根本不願意去做。

赫伯特寫道：「那些辛苦讀完毛筆字體的學生，連走去體育館的意願都沒有。光是閱讀那份指南就把他們累壞了。」

請注意，那些學生並未**有意識地**知道那份操作指南的字體設計正在影響他們的決定，這件事完全是在他們的意識之外進行。單單一個印刷字體就對他們造成了影響。

你的大腦一直在做這種快速的判斷。它努力保持效率、維護你的安全，而且很懶惰。但正如上述例子所顯示的，大腦這種抄捷徑的做法可能會限制了你的能力，讓你難以看見生命的眞相、難以在想要改變的時候做出改變。你甚至可能無法察覺你身邊的所有人事物是如何影響你，這一切都是在無意識之中發生。

荷歐波諾波諾請你放下過去那個製造了這些心智謬誤的程式設定，在這一刻原諒過去的所作所爲，找到愛與接納。荷歐波諾波諾是爲了幫助你澄清心智，讓你可以意識到此時此刻。

這是個嚴苛的要求，修・藍博士不認爲我們可以在今生完成這個任務（我覺得他太悲觀了，但這也是我的資訊）。無論速度快慢，唯一要做的就是清理。清理這本書、清理你的人生、清理你的期望——清理所有發生在你身上那些並非**當下奇蹟**的事。

電影《火線重生》說明了你會得到你所期望的，即使是無意識的期望。但那是電影。

眞實人生又是如何？

你相信的才是重點

我曾在一篇部落格文章中提到相信神奇力量這件事，結果我有個朋友留言說，他想知道古代戰士穿上神奇鎧甲之後可以不受刀槍損傷是怎麼一回事。他覺得他們落入奇想之中，而沒有考慮到現實。

我覺得這種說法很奇怪。

如果我要去打仗，無論什麼東西，只要它承諾可以保護我，我都願意穿，包括神奇鎧甲——而且會二話不說立刻穿上。我會把義大利麵條戴在頭上，或是把用兔子飼料做成的項鍊掛在脖子上，只要我覺得它們可以幫助我。

我認爲只要是可以讓你感覺更強而有力的事，不做好像有點傻，包括祈禱、進行各種儀式、配戴平安符或吉祥物——你想得到的都算。任何一種能夠幫助你度過戰爭這類可怕經歷的事物，都是可以接受的。

不過，讓我們來探討一下那位在我部落格留言的朋友的說法。從什麼時候開始，相信神奇力量成了問題？

我對安慰劑的研究確認了一件事：當你相信某件事時，你的信念通常就會讓事情成眞（安慰劑的定義是：醫生開立給病人的無害藥丸、藥物或療法，對病人心理上的好處多於生理上的實質效果）。

有些令人大吃一驚的科學研究證實，讓膝蓋有問題的人以爲自己動了膝關節手術，但其實只是將他們麻醉，然後在膝蓋上劃幾刀，並沒有進行任何手術，結果他們的膝蓋眞的好多了。

更近期還有一項研究顯示，即使在你知情的狀況下，安慰劑依然有效。

這不是什麼新聞。自從我在一九六〇年代第一次讀到克勞德．布里斯托的書《信念的力量》，就知道「相信」的力量有多大。你的信念塑造了現實，若你相信跟你自己或你的世界有關的某件事是眞的，往往就會吸引與之相符的狀況發生。

這也適用於負面信念。

「反安慰劑」是一種負面期望，也很容易創造出與之相符的狀況。換句話說，如果你相信事情會出問題，或是某樣事物會帶來不好的後果，你就會把那樣的期望吸引過來。

這就導致一個很有趣的尷尬處境了。

假如你的信念對你的現實有如此大的影響，那麼，你的信念何時與現實產生衝突？舉例來說，穿著神奇鎧甲上戰場只是在欺騙自己嗎？無視眼前的現實，一心相信會有正面結果出現，是不是一種自我欺騙？無視相反證據的存在，一心相信會有負面結果出現，是不是一個錯誤？

有可能。

沒錯，當你穿上神奇鎧甲或戴上被加持過的戒指時，你可能是在欺騙自己，但那樣的「妄想」也許是幫助你帶著力量度過人生的信念，甚至是幫助你生存下來並邁向成功所需的額外優勢。

我換種方式來說吧：你有其他選擇嗎？兩手空空地上戰場？完全沒有任何力量地度過一生？

因爲你的信念在這裡是控制因素，你可以自由選擇要相信正面結果、負面結果，或者**什麼都不信**（我在這裡用粗體字，是因爲「什麼都不信」本身也是一種信念）。

有些人認爲，偉大的科學就是凌駕一切的終極眞相，但科學總是會出現與之前相互矛盾的結論。而安慰劑背後的當今科學證實，你相信什麼，比你周遭所謂的現實更重要。

如果科學是影響現實的決定性因素，爲什麼不是所有科學家都同意？例如，爲什麼有些科學家相信「超感知覺」，有些科學家不信？

天啊，我還以爲科學就能下最終結論了呢。

我不再閱讀那些受歡迎的科學雜誌，例如《今日心理學》，因爲它們顯然只是在報導最近有哪些研究而已。看久了你就會發現，新研究和舊研究根本互相矛盾。事情就是這樣。

總而言之，什麼才是眞的？

我一直在強調現實是個幻覺。這個概念一點都不新，佛陀及其他人，特別是不二論的老師們，都這麼說過。當你從覺醒的第四階段來看，就會看見這個幻覺。

正如愛因斯坦所言：「現實只是種幻覺，雖然是很持久的一種。」

再說一次，你可以自由選擇穿戴神奇的護身符或鎧甲，或者絕對不做這種事。你可以相信神奇的力量，或者相信現實。

兩者都反映了你的信念，而且本質上，兩者都是現實。

畢竟，你看到的所謂「現實」是透過你的認知觀看的，而那些認知則是由你的信念製造而成。

相信奇蹟，也做好一切必要的動作

如果你見過我、聽過我的演講、看過我的照片，或是在電視或電影裡看過我，你就會知道我總是戴著戒指和珠串。其中有些是爲了製造印象，有些則擁有非常眞實、祕不可言的魔力，而我深信它們能夠幫助我。事實上，只要在公開場合演講，我都會配戴一塊很特別的寶石，它有一部分是由鎳鐵隕石做成的（據推測，鎳鐵隕石有四十億年的歷史，比地球還老）。那個寶石很美，我戴著它的時候會感受到特別大的能量，而且，那是我太太送我的禮物，所以對我來說也有情感上的價值。

而它最重要的地方是什麼？是我對它的相信。

這麼說來，到底什麼才是眞的？

事實上，我寧可相信有個神奇的宇宙，並且看著我的人生在奇蹟中欣欣向榮，也不要一輩子處在害怕任何風吹草動的恐懼之中。

同時，我也贊同蘇菲教派的一句諺語：「相信阿拉，但先繫好你的駱駝。」對照我朋友針對我部落格上那篇相信神奇力量的文章的回應，這句話的意思是，要相信你的神奇鎧甲，但也要採取一切必要措施，來確保自己的安全。

這就是所謂的共同創造實相。沒錯，神奇力量的確存在，你在物質世界的行動也是，而最聰明的做法，就是將兩者混合在一起。

神奇力量唯一眞正危險之處，也許就在於你完全只依賴它。

我在這裡引用廣告天才布魯斯·巴頓的話作結：

對商業、國家、自己及他人的信任，是推動世界的力量。那麼，爲何相信這股比其他任何事物強大許多的力量只是使宇宙運行的無上力量的一小部分，會是沒有理性的事？

總而言之，假如要上戰場，我絕對會穿上神奇鎧甲，而且只要可以保我平安的事，我都會去做。神奇鎧甲本身可能眞的有神奇力量，也可能沒有，但我對它的信任會爲我帶來力量。

換句話說，安慰劑本身不是眞的，但它帶來的**效應**卻眞實無比。

要相信神奇力量，同時繫好你的駱駝。

噢，還有，繼續清理。

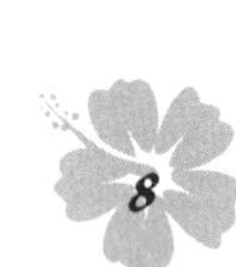

意念與靈感的組合

當你覺得可以信任他人、覺得安全時，就能暢所欲言地談論任何事。你可以允許事情發生，並輕鬆地移除它們。信任，是一級重要的事。

——喬‧維泰利

二〇一三年年初，舉辦我的「奇蹟教練」課程的公司說想要和我共同開發一項線上產品。他們認爲這項產品會是一個收入來源，也可以引導我開發我的教練課程。我覺得這是個很棒的想法，便同意了。

我和這家公司都不知道這項產品會是什麼。在腦力激盪時，我對他們說，我絕大部分的工作都圍繞著「人生有如一面鏡子」這個概念，也許我們可以開發一項包含鏡子的產品（鏡子作爲象徵或一項工具）。從這個概念，我想出了「祕密鏡子」這個主意。名字聽起來很吸引人，但我必須承認，沒有人，包括我自己，知道它是什麼東西。

好幾個月過去了，最後我們決定邀請四個人來讓我進行個人指導，而且全程現場錄影，就像電視實境節目一樣，把我幫助他們的經過錄下來，之後做成產品。

錄影的地點是在一家比薩店的二樓，我們甚至租來一面古董鏡，充當那個當時還不確定會是什麼的產品的一部分。攝影機啓動後，我和那四個人見面，開始聊起有關人生和成功的話題。

到這時爲止，一切都還好。

但是接下來，我要個別和他們四個人單獨見面，然後在三十分鐘內幫助他們經歷某種突破（還是一樣全程現場錄影）。

我完全不知道該怎麼做。

雖然我擁有數十年的個人成長經驗，也掌握了各式各樣的技巧，但是應要求在攝影機鏡頭前幫助一個陌生人轉變，已經不是「傷腦筋」三個字可以形容的了。事實上，這讓人完全不知所措。

我慌了。

我心想：「萬一我做不到怎麼辦？萬一我在鏡頭前看起來像個傻瓜怎麼辦？萬一我幫不了這些人怎麼辦？萬一我讓狀況變得更糟怎麼辦？」

然後，我想起了敏蒂．奧德琳在她的書《萬一每件事都很順利呢？》裡面提到要問正面的問題，像是：「萬一這行得通呢？萬一我能幫助他們呢？萬一這很好玩呢？」

這改變了我的能量。我覺得很快樂，而且比較樂觀了——但我還是得知道這個見鬼的「祕密鏡子法」究竟是什麼呀！

幫幫我！

我進了洗手間，把門鎖上，然後盯著鏡子看。

我告訴自己，我需要清理，**現在**就要，然後開始對自己大聲唸出那四個用來清理的句子。我想起應該對神性，而不是對自己說。我的恐懼是程式，那是資訊，是來自過去的東西。我不在乎是如何、爲何或誰造成的，我想要被**清理乾淨**。

幾分鐘後，我深深地吸了一口氣，告訴自己我愛自己，而且無論如何都會愛自己，然後便走出去錄影。

祕密鏡子法三步驟

那一刻，我了解什麼是祕密鏡子法了，一切就這樣在我腦中成形：這是一個與鏡子有關的三步驟程序，我指導人們了解自身問題，以及如何達成自己想要的目標。

看起來是像這樣：

1. 我先說明何謂「反向意念」。這個概念是，當你的意識想要某樣東西時，你的無意識想要的是另一樣，這樣的衝突使得事情無法有結果。舉例來說，假如你的意識想要更多錢，你的無意識卻擁有一個認爲金錢很邪惡的程式，那麼你就會阻擋錢的到來。你無意識的反向意念來自你那個看不見、卻比較強大的部分，而最終，它會支配一切。

2. 接著，我會解釋祕密鏡子是什麼。這是一種意象體驗，我指導的人會在心裡進行一趟未來之旅，進入一個平行宇宙，不過是到未來，那時他們今天擔憂的事情都已經成爲過去，也看到了未來的他們是如何處理自己現在正與之搏鬥的問題。我幫助他們運用一面眞正的鏡子，並在他們看著鏡子時，引導他們進入一種清醒的出神狀態（雙眼睜開）。然後，他們可以問未來的自己現在該怎麼做。

3. 最後，我會說明何謂「受到靈感啓發的行動」。這個概念是要將那些從你心裡冒出來，然後出現在你清醒的現實中的想法付諸行動。如果沒有任何作爲，什麼事情都不會發生，所以行動對成功來說至關重要。

因爲受到靈感啓發，我整場表演都是即興發揮，放手、信任、懷抱信心。結果，我指導的第一個人不到三十分鐘就在鏡頭前轉變了，同樣的事情也發生在其他三個人身上，而「祕密鏡子」就此誕生。我輕聲說出一句簡短的禱文：「謝謝你。」

幾個月後，在二〇一三年年底，這家公司在網路上公布了「祕密鏡子法」，結果引發熱烈的討論，以及如雪片般飛來的訂單。這項新產品成了熱銷商品，到現在依然是。

如何找到治療疼痛的方法？

還有另外一個故事可以說明我的重點是什麼。

我曾長期深受骨刺所苦，腳後跟長出非常大的骨刺，兩隻腳都有，而且尺寸大到讓我成了醫院裡的展示品和話題。醫生會拿著我的X光片四處給人看，大家七嘴八舌地討論這些骨刺的尺寸有多驚人，但沒有人可以解除我的痛苦。

一段時間之後，這些骨刺變得更痛了，我不得不開始跛著腳走路，而這讓我的右腳韌帶出現小小的裂傷。最後我幾乎沒辦法開車了，因爲我會痛到不行。由於我相信世界上沒有治不好的病，所以有意識地設定意念，決心找到方法治好我的骨刺。

在這個過程中，我去看過醫院的醫生、民俗治療師、復健師、整脊師、足科專家、運動傷害專家、針灸師、藥草醫生……多到說不完。我還買了特製的鞋子和鞋墊，用情緒釋放技巧想要讓疼痛消失，向我的守護天使祈禱，嘗試各種湯藥和藥膏，也上網搜尋抒解疼痛的偏方。

有位足科醫師在我的腳上注射類固醇，這讓疼痛消失了一個月，但之後又開始痛了。他建議我接受手術，但不敢保證動完手術我就能完全復元，所以我不考慮。

一位增生注射療法的醫師則在我的右腳跟注射了好幾次糖水，那眞是我這一生中經歷過最痛的治療。他說感覺就像被蜜蜂螫了一下，但我覺得根本就像被史前巨獸的爪子戳到一樣，而且那根爪子的粗細就和醫生的鼻子差不多。那種痛眞是讓人永生難忘，我就像隻受傷的動物一樣哀號。

而那麼做還是沒用，所以我繼續採取行動，嘗試任何出現在我面前的可能療法。當然，大家都有自己的意見。有位女士說：「是我就會動手術。」但就像其他好心人一樣，她也不知道開刀對我到底有沒有用。我只能持續清理、持續採取行動、持續留意自己踏出的每一步（完全是字面意義，因爲眞的很痛）。

我到底該怎麼做？

有一天，我在夏威夷參加一個僻靜會時，看到了一張公告：沙灘上有免費的氣功治療。我內在有什麼東西卡嗒了一聲。「免費」和「沙灘上」這幾個字讓我產生共鳴，但我學過氣功，對它的了解可不只是好奇。我認爲値得一試，而且感覺起來這是個受到啓發的點子，所以我去了。

林俊義是經過國際認證的氣功師父，也是春林氣功的創辦人。他在陽光普照的沙灘上和我及其他幾個人見面，我告訴他我腳跟裡有骨刺，韌帶還裂傷了。他臉上的肌肉抽搐，彷彿在感受我的痛。我不覺得他的能力可以治好我，因爲他扭曲痛苦的表情好像在對我說，他幫不了我，但我也無能爲力。他叫我閉上眼睛、放鬆，聆聽近在咫尺的海浪聲，想像愛進入我的腳跟。這我倒是做得到。

我從閉著的雙眼偷看他在做什麼，發現俊義站在我的腳旁，用手指對著我的骨刺。他的手開始畫小圈，把能量和意念投注在我的腳上，就這樣持續了好幾分鐘。我不知道時間究竟過了多久，我完全沒有感受到任何變化，但我讓自己放鬆，就隨它去吧。感覺上大概過了十五分鐘之後，他停止了動作，朝下一個治療對象走去。

當我從沙灘上站起來開始走路時，我注意到雙腳的活動範圍變大了，可以更輕鬆地移動和走動。我並不覺得自己被治好了，因爲我還是感覺到痛，所以沒有多想。但接下來幾天，我的疼痛慢慢減輕，也走得越來越好了，這讓我非常興奮。

離開夏威夷之前，我去找俊義向他道謝，並問他到底做了什麼。他非常友善，說他只是把能量傳到我的腳而已。他向我要了我的名片，說他會繼續朝我傳送治療的能量。

這至少是兩年前的事了。現在的我完全不痛了，開車、走路，甚至健身都沒問題。你還是可以在我的腳跟看到突起的腫塊，證明我的骨刺還在。我依舊很小心地保護它們，但也就是這樣而已，疼痛已經完全消失了。只要想到我在這麼漫長的時間裡經歷了多少痛苦，就覺得這眞是個奇蹟。

而這個奇蹟是如何發生的？

我有個「治好疼痛」的意念，然後跟隨靈感——這裡指的就是去找俊義。而這樣的組合——如同我用來創造出祕密鏡子一樣的組合——產生了結果。

不過，是什麼讓這一切發生的？我如何無中生有？我如何找到治療疼痛的方法？

我相信這和有意識地設定意念、神性的啓發，以及針對這兩者採取實際行動有關。所以，讓我們繼續深入地看看，荷歐波諾波諾如何在結合這些要素之後發揮作用。

9 吸引力法則vs.荷歐波諾波諾

發出一個清楚的意念，不急切也不需索，而是帶著孩子般的信任、信心和趣味，如此將帶來沒有任何人能夠預料或安排的機會。

——喬・維泰利

讀過我的書《相信就可以做到》的讀者，或是看過我參與演出的影片《祕密》的觀眾，經常沒辦法讓吸引力法則和荷歐波諾波諾協調一致。甚至在我寫出《零極限》時，有些人認為我突然一百八十度大轉彎，他們搞不懂為什麼會這樣。

但是，我不覺得兩者之間有何衝突——吸引力法則和荷歐波諾波諾是相輔相成的。我只是更仔細地補充，有所謂的**意念**和**靈感**，而我想要的是後者。

請容我解釋。

有一天，我公司的行銷教練課程的其中一位教練問我：「你有沒有其他教練課程的點子？」

我腦子裡靈光一閃。

「我一直都想做一些和奇蹟有關的事，」我答道，「說不定可以試試奇蹟教練課程。」

我們討論了一下，一星期內就架設了一個相關網站。我們預期六個月內可能會有五十個人感興趣，結果，我們在一天之內就吸引了五百人！

這就是靈感。

二〇〇六年，我舉辦了一場名爲「超越彰顯」的私人活動。在活動中，我說明了顯化自身實相的方式有三種：

1. **藉由預設**：如果你不讓自己有意識地參與自己的人生，其他人的行動和你自己的無意識就會爲你創造你的實相。這就是沒有覺醒的活法。

2. **藉由選擇**：你可以有意識地宣告自己的意念，這會讓你的身、心、靈全部集中在某個方向。這比預設意念好多了，因爲你比較清醒，也更有力量。

3. **藉由靈感**：這個狀態就是你允許神性或「零」傳送新穎的想法給你，這些想法乍看不知從何而來。如果你放鬆、放手，但保持有意識、保持清醒，你就能接收到驚人的新點子。這是一個令人興奮、且比較「開悟」的生活方式。

意念還是很有力量的。你可以想要任何東西，但比較聰明的做法是，讓神性來提供你想要的——或者比那更好的事物。這就是交給靈感主導時會發生的事。

從這個角度來看好了：意念來自你的小我，根據你的過去形成，是以你的心智認爲有可能的事情爲基礎——意思就是，意念的基礎是現有的資訊，是根據記憶而生，是內建的限制。

另一方面，靈感卻會讓你完全意想不到。

靈感來自一切萬有——你可以稱之爲神性、零、神、道或其他名字。它包含你的心智，但超越了你的心智，讓你可以前所未有地「異想天開」。

覺醒的四階段

另一個看待的角度則是覺醒的四個階段。在寫《零極限》時，我並不知道有第四階段（我全心關注的是第三個），但其實是有第四個階段的，也就是當你與神性合一時，而荷歐波諾波諾可以幫助你到達那個境界。

以下是覺醒的四個階段：

1. **你是受害者**：第一階段是大多數人所在之處。不管發生什麼，一定都是別人的錯，至少是某個人的錯。那是個充滿指責的世界，是大多數人生活的方式，正如梭羅所言：「在安靜的絕望中生活。」

2. **你有了掌控權**：《祕密》《相信就可以做到》《思考致富》這些書談的都是獲得力量。在這個階段，你可以設定意念、觀想，並將之顯化出來。這個過程非常有趣，甚至可以說刺激，但到了某個時間點，你碰到了某件你無法掌控的事，通常是死亡或重病，於是你面臨了極限。你領悟到自己根本沒有掌控權，你就是沒有，而這會讓你準備好進入下一個階段。

3. **你開始臣服**：這個階段就是修．藍博士教我的荷歐波諾波諾。你不再試圖操縱世界，努力放下自己的意念，允許靈感進入。你信任那個早已經在運作的過程，學習讓自己匯入來自神性的暗流之中。你相信它。

4. **你開始覺醒**：在這個最後階段，你的小我與神性的心智融爲一體。幾乎沒有人到達這個階段，但還是有些人做到了。從外表來看，你無法判斷誰開悟了、誰沒有，你沒辦法知道。這是神的恩典，你無法讓覺醒或開悟發生，這不是你可以決定的事，你唯一能做的，就是清理、清除和做好準備。再次重申，吸引力法則並沒有被摒棄，而是像大學生不必再去上小學一樣，它是你進化過程的一部分，是覺醒階梯的一部分，或者就像《心靈能量》作者大衛．霍金斯博士所說的，是人類意識的地圖。吸引力法則和荷歐波諾波諾並不衝突，它們只是存在靈性的不同階段而已。

我常說吸引力法則就像重力，它就在那兒，不管你理不理會，它依舊持續運作著。只不過，吸引力法則並非用來了解生命的整個準則，更強大的工具是靈感。

聰明的做法是騰出時間**容許**靈感到來，我這一章就是這樣寫出來的。我停下來抽了根雪茄（大概就是這麼短的時間），讓心智漫遊。你可以稱之爲靜心，或是向宇宙發送信號煙，但突然間，我知道該怎麼描述奇蹟教練課程是如何開始的了。這感覺眞棒，於是我停下手邊所有的事，立刻把自己的想法寫下來。

請注意，我不是**有意**在這個段落寫這件事，而是**受到靈感啓發**，兩者大大不同。

我的靈性雞尾酒

幾年前，我決定成爲歌手兼作曲家，因爲這列在我「死前一定要做的事情」清單上。我想要在死之前完成這個夢想。我有這樣的意念，但同時也有很多資訊，或者說包袱——我不會唱歌、不會彈吉他、不會寫歌，而且不確定自己學不學得會，畢竟我在學校屬於比較笨的學生，跟那些成績一塌糊塗的人一起坐在特別座，大學的每堂課幾乎都當掉。我從來不覺得自己聰明，所以怎麼可能學得會演奏音樂呢？

當然，我清理了。我不斷地重複那四句話，甚至清理了我對清理的挫折感。我努力不懈，持續讓自己變得更清淨。我把內心的惡魔縮小成小老鼠，接著是細語聲，最後幾乎完全消失。

受到荷歐波諾波諾啓發，我也寫了幾首不錯的歌，頗受歡迎，並收錄在我的專輯裡。

那麼，我是如何在毫無相關經歷的情況下，達成這個歌手兼作曲家的目標呢？

我結合了意念和清理，也就是說，我將吸引力法則和荷歐波諾波諾連結在一起。

我調了一杯靈性雞尾酒，讓我因爲快樂而微醺。當你聽到這個故事時，你會發現吸引力法則和荷歐波諾波諾攜手發揮作用。

我設定意念，想要創造一項產品，但同時也清理並放手。就像我對上一章提到的那四個人所做的事情一樣：我發出「在現場錄影的攝影機鏡頭前幫助他們」的意念，於此同時，我清理並放手。

設定意念。

清理，然後放手。

很簡單，對吧？沒錯，這是個平衡的動作。你想要聚焦在你希望達成的事情上，但是你沒有任何執著、沉迷、要求或急切的想望。如果你有這些包袱，那就清理，然後釋放它們。

最理想的狀態，是讓自己擁有「如果可以這樣不是很酷嗎？」的精神。

吸引力法則最容易讓人卡住的部分，就在於究竟該怎麼做。人們設定意念之後，就開始懷疑和擔心該怎麼做才能真正產生結果。

大家都想要知道該做些什麼——這是個錯誤。

在《相信就可以做到》中，我寫道，在你清楚地表達意念之後，最後一個步驟是放手，並採取由靈感啓發的行動。不過，這又是什麼意思？

接下來的故事或許可以幫忙說明。

二〇一二年，我和我的個人健身教練史考特．約克在我家跟健美先生兼演員路．費瑞諾見面（他最爲人知的，是在受歡迎的電視影集《綠巨人浩克》中演出主角浩克）。他充滿魅力且心態開放，我永遠不會忘記這次會面和他這個人。

之後，我和史考特開始思考接下來我們想跟誰見面。

對我們兩個來說，答案很明顯：傳奇人物阿諾．史瓦辛格。我們兩人都讀過他的自傳，對這個人和他的成就萬分佩服。他打破的各項紀錄令人咋舌，而且即使已經六十五歲了，也絲毫沒有放慢腳步。他有新目標、新熱情、新計畫、新電影，還有用不完的精力可以完成更多事。

我和史考特決定我們想要跟阿諾見面，那是我們的新意念。

但是，要如何達成呢？

我們並沒有煩惱該怎麼讓事情發生，也沒有擬訂計畫、打電話或找人幫忙介紹。我是可以這麼做，因為我認識一些認識阿諾的人。我大可動用人際關係，四處找人幫忙牽線。

但我並沒有這樣做，史考特也沒有。

為什麼不？因為我們不覺得這是受到靈感啓發的做法。

當我說「放下，並按照靈感來行動」時，我的意思是放下所有對結果的執著、沉迷和要求。這麼做需要信心、信任，這麼做需要你了解到，設定的意念最終一定會實現，只不過會是在最適合它顯化的時間和地點，又或者會有比它更好的事物取代它出現。我們放下所有疑問，根本不去想該如何讓這件事發生。

這就是抽離，而這也只是公式的一部分。

另一個部分是：於此同時，若你覺得靈感出現了，就採取行動。

有一天傍晚，史考特無所事事地在玩他的iPhone，一邊看電子郵件，一邊陪小孩玩耍、看電視。就在他瀏覽電子郵件時，他看到其中一封的標題寫著：「想和阿諾見面嗎？」

史考特無法相信自己的眼睛，他覺得這一定是惡作劇或詐騙郵件，但還是點開來讀了。寫這封信的是當地一位從事電影相關產業的人，他將要主持阿諾最新電影《重擊防線》的首映會，所以辦了一場比賽，要選出二十位優勝者出席首映會，並在電影結束後的一場私人見面會上訪問阿諾。

史考特很懷疑這眞的能讓他見到阿諾，但他覺得靈感告訴他要採取行動。

這位主持人要求每位參賽者寫一段文字，並附上照片。史考特照做了，然後就把這件事拋到腦後。結果，同一天晚上稍晚，他收到一封回覆信，上面寫著：「你贏了！」

他被告知可以帶一位朋友出席，所以我們兩個就一起去了首映會。我們和其他幾個人坐在一起，向阿諾提出有關電影、政治、他的目標、他的未來、他的運動習慣等各式式樣的問題。我們的意念實現了！

你有沒有看出這一切是如何運作的？

發出一個清楚的意念，不急切也不需索，而是帶著孩子般的信任、信心和趣味，如此將帶來沒有任何人能夠預料或安排的機會。我們的工作就是在靈感出現時採取行動，而我們的確這麼做了。

這就是吸引力法則的運作方式。

你想要什麼？假如你成爲什麼樣的人、做了什麼樣的事、擁有什麼樣的東西一定會很酷？

阿諾說他父親教導他要成爲一個有用的人，這個忠告指引了他的一生。成爲一個有用的人。

你可以發出什麼樣令你愉快，同時讓你成爲一個對別人有用的人的意念？這會讓吸引力法則加速。別擔心該如何讓意念實現，只要在點子出現時採取行動。

你有些什麼樣有益他人的意念？

發出那樣的意念，然後就放手，並留意任何來自內在的推力或來到自己面前的機會。當你感覺到靈感在告訴你去做某件事情時，便採取行動——這就是讓你夢想成眞的方法。

而這也是荷歐波諾波諾能夠幫助你的地方，因爲當你覺得自己對某個特定結果無法放手、執迷不悟或全心依賴時，就需要釋放它。你想要處在零的狀態，在其中，無論有沒有那個意念你都覺得沒問題。

修．藍博士常說，你根本不需要意念。「只要清理，神性就會流過你。」他如此提醒。

在我聽來，這依然是種意念。

我有次問他：「如果持續清理，是不是就會出現你應該照著去做的行動步驟？」

「當然！」他回答得很快，「清理的時候，你移開了所有障礙，這樣『零』就可以告訴你該做些什麼。」

再次重申，實行荷歐波諾波諾是在清除心智中的雜草和承繼而來的記憶，好讓你聽見靈感的呼喚。

隨著靈感動起來

靈感感覺起來就像來自神性的指令，它比你的心智更深沉。你在自己的身體裡感覺到靈感，覺得有一種比你更大的事物從內在輕輕推著你，要你去做某件事。

舉例來說，我有一次跟《我們懂個X？》這部影片的製片之一威爾．盎茲吃晚飯，吃到一半時，我問威爾：「你有在準備拍下一部電影嗎？」

「現在還沒有，」他答道，「我還沒收到要我動起來的指示。」

我懂他的意思，「動起來的指示」就是「零」要你去做某件事的命令。我寫的一些歌曲也是來自「動起來的指示」，例如〈鬼火車〉感覺就像是莫名其妙冒出來的，即使經驗老道的音樂人也會在聽到這首歌的第一部分時問道：「這是什麼啊？」它聽起來像某種全新的東西，而它的確是。這首歌是來自靈感的禮物，我可以拒絕將它記錄下來，但我想要遵從動起來的指示，把它寫出來唱。

我的很多書也是以同樣的方式寫成的。很顯然，《零極限》背後就有一股超越我的力量。那本書在兩個星期之內完成，我覺得自己就像它的速記員，而不是作者。一隻看不見的手啓發了我的思緒，並指引我寫出那些句子。那是唯一一本我在寫完之後重讀的書，因爲只有它讓我感覺是別人寫的，雖然實際上，寫作的只有我一個（修．藍博士並列作者，但他曾在公開場合坦然地承認他從沒讀過那本書）。

再次重申，意念並沒有錯。

然而，另一種度過人生的更高層次方法，則是持續清理，直到靈感來到你面前，然後讓那個靈感成爲你的新意念。把受到靈感啓發的意念變成要你動起來的指示，而在採取行動時，你只須抱持一種抽離的態度，全然臣服於結果——並持續清理。

這樣的組合可以開啓通往覺醒的道路——你有渴望，同時也沒有；你有意念，同時也沒有；你想要某樣事物，同時也不想；你追求受靈感啓發的意念，同時抱持著一種「放下」的心情。

當你能夠擁有如此堅定的信心，在不知道接下來會發生什麼事的情況下，依舊全然相信當下這一刻及其中的一切，你就已經向「零」更靠近一步了。如果你發現要做到這樣很困難，就用荷歐波諾波諾來清除干擾。所有的疑慮或不確定都是你心智中的資訊，把它們刪掉，釋放你自己。

而一旦自由了，你就可以擁有、去做或成爲你想像得到的一切——但你也許夠聰明，知道最好讓神性來幫你想像。

請記住，持續的清理和清除才能移除心智中的資訊，讓某種更大的事物進入你的生命之中。

清理、清理、清理。

放下意念比設定意念重要

你不一定總是能察覺其中的差異。我們很容易就會對該往哪個方向走感到困惑或舉棋不定，只要有任何衝動出現，就清理、清除或祈禱，無論你認爲那是來自小我或神性。

——伊賀列阿卡拉．修．藍博士

我曾經和嘉倫．藍瑞斯博士共進過幾次晚餐，他是一位量子場心理學家，也是位能量治療師，爲人風趣，且擁有深刻思考的能力。

在我們的一次對話中，藍瑞斯提到思想和意念是兩件不同的事。這引起我強烈的興趣，因爲這個說法正好跟我的發現不謀而合。我請他多加解釋，他便說道：「意念是你人生的背景布幕，思想則是在這個背景之上來來去去。」

這和我個人實行的白板靜心實在太相似了。我在進入我所謂的白板時，會有一個意念（或靈感），然後當我坐在那個空間時，再釋放那個意念（附錄B有「白板靜心」的做法）。所有思緒都只是飄過的雲，它們並非必要，也不用太過注意。

不過，藍瑞斯有一些精煉的做法，我覺得很有用。他繼續告訴我，做他的量子靜心時，如果可以實行以下三個步驟，會更快看到結果：

1.設定一個意念。

2.放下這個意念。

3.讓思緒圍繞在「好的、好的、好的」「我愛你」及「我受到深深的祝福」這類句子上。

你也許覺得這沒什麼意義，但如果你知道藍瑞斯曾在數百次的科學研究中證明這個新的靜心和顯化方法的確有效，你就不會這麼想了。

關鍵似乎在這兩個部分：

1.放下意念比設定意念重要。

2.讓思緒圍繞著正面字眼可以創造出能量漩渦，吸引正面事物到來。

花了一整頓晚餐的時間探討這個議題，我和藍瑞斯都同意，意念並不如我們之前認為的重要。沒錯，把想要得到某樣美好事物的想法當作意念，是個很好的做法，卻是非必要的。將意念釋放到生命的背景能量中，並讓思緒圍繞在正面的字眼和句子上，你自然就會創造出對你最好的結果。

換句話說，學會轉換思考模式，看見當下的奇蹟，可以讓你處於奇蹟是常態的生命之流中。

而身處那樣的狀態，誰還需要意念？

我們也同意，要進入那個神聖的最佳狀態中，最好的方法之一就是心懷感恩。我在很多地方都提過，當你對此刻的某樣事物（什麼都可以）心懷感恩時，就轉換了當下這一刻發送出去的訊號。你會吸引更多相同頻率的振動前來，創造出同樣頻率的未來。

簡言之，你現在的感覺往往會吸引你下一刻即將擁有的經歷。我常常說，你此刻帶著情緒思考的一切，非常可能在三天內顯化在你的生活中。無論如何，你帶著最大能量的想法多少都會影響你的未來。

再次重申，這不是什麼新觀點，而是基本的吸引力法則，一個希望你留意自身想法的溫柔提醒。不過，你越是讓自己的思緒圍繞在正面的字眼和句子上，例如「好的、好的、好的」和「我愛你」，就越能提升內在振動的頻率，將你在追尋的奇蹟吸引過來。

這個祕密還不只如此。

我的一個朋友寄了封電子郵件給我，他在裡面說：「神性要我繼續寫下去。」然而，他所寫的全是批判和負面的想法。這聽起來像是神性嗎？

另外還有個朋友這麼說過：「我的守護天使不想要我有錢。」眞的嗎？這聽起來像守護天使會說的話嗎？

你的背景意念可以是你想要顯化的任何事物，但是讓自己的想法擁有你想像得到最高層次的性質，盡可能在覺知裡保持愛、正面、喜悅和樂觀的想法。這也是爲什麼現代荷歐波諾波諾的關鍵要素在於「謝謝你」和「我愛你」這類句子，它們能幫助你停留在零的境界。

如何區別靈感和記憶？

讓我用另外一種方式解釋：

你的意念只是一張白色的帆布，上面有一幅畫。那幅畫是你想要顯化的事物，而當你看著它時，想法必須是正面的。你整體的態度應該是：「不要成就我的意思，只要成就祢的意思。」

沒有壓力，沒有完成期限。

當然，你感受到靈感要你去做某件事情時，依然採取行動，但這並非因爲你**必須**這麼做。

我在寫《相信就可以做到》這本書時，不斷強調擁有意念這件事十分重要，它可以引導你的能量，並讓你專注於某個方向。而在實行荷歐波諾波諾大約十年左右，並擁有幾次頓悟的經驗之後，我漸漸明白，意念可能會是限制。

有一次，我去上廣播節目，有人問我一年之後想要在哪裡。以往我一定會答出某個多采多姿的目標，但那一天我說：「我不知道。無論我說的是什麼樣的答案，都會是根據我以往經歷過的可能性而來的限制。我寧願神性給我驚喜。」

在眞正的荷歐波諾波諾新傳統中，你想要清理，是希望讓自己聽見神性的意念，而不是你的小我的意念。

畢竟，你不覺得神性知道的會比小小的你更多嗎？

修．藍博士對意念有他自己的看法。我將《祕密》這部有關吸引力法則的暢銷影片的拷貝當作禮物送給他，他收下了，然後微笑地說：「我會把它放在架子上。」

我很訝異，但是當我慢慢認識他之後，我就比較了解他了。對他來說，意念就是限制，它們是程式、是記憶。他很可能會這麼建議：「你不需要意念，讓神性啓發你就好。」

但我認爲他沒有理解到的一點是：想要遵循靈感這件事，本身也是一個意念。換句話說，你也許會這麼表示：「我想要遵循神性給我的靈感。」

這依舊是一個意念，只不過是比較進化的一種。

讓我這麼說好了：我寫這本書的意念，是要讓神性透過我說話。

這是個受到啓發的意念。它依然是個意念，但同時也來自靈感。寫這本書的時候，我不斷詢問更高的自我：「這是你想要我說的嗎？這樣寫對嗎？」我持續地寫，並隨時注意自己是否和我**受靈感啓發的意念**同步。

我覺得你可能還是會感到困惑，所以讓我再跟你分享一個洞見。

有一天，修．藍博士和我一起走在一條泥土路上，我問他：「你怎麼知道記憶和靈感之間的差別？」

換句話說，你怎麼知道你的渴望是一個來自小我、記憶或程式的意念，還是來自神性的靈感？

修．藍博士毫不猶豫地回答：「你不知道。」

「那我們該怎麼辦，才知道這樣做對不對？」

「清理。」他說，「做任何決定之前，我都會先清理三次。如果清理了三次之後仍然是相同的答案，我就會去做。」

清理、清理、清理、清理。

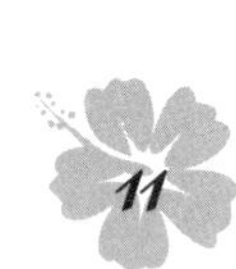

11 你要許願箱，還是禮物箱？

當我開始交出小我的控制權時，我說：「好吧，神性，光靠我自己其實做得不太好，請幫幫我，告訴我該怎麼辦，我會照著去做。」就在此時，我找到了生命的電扶梯，而從那時開始，我就一直乘坐著它往前走。

——喬．維泰利

比爾．菲利普斯是個傳奇。他寫了三本暢銷書，創辦了知名的「爲人生健身」比賽，打造突破性的營養品，改變了許多人的人生，並捐贈了數百萬美元給許願基金會，而且持續在他的健身中心幫助大家達成自己對健康和健身所設定的目標。

我們在十多年前成爲非常要好的朋友，就在他幫助我改變了我的人生之後。當時我連續參加「爲人生健身」比賽五次，在一年內瘦了大約四十五公斤。之後，我參加了他的「轉化營」，那是個全面改變身體的方法。而現在我六十歲，在他的幫助下，我再次重新改造自己的身體。

有一天，我和他一起吃午餐，這時他說了令人驚訝的話。

「我一直知道我一定會贏得一枚美式足球超級盃的冠軍戒指。」他說，「我不知道這怎麼有可能，因爲我並不是在知名球隊踢球，而只是許多運動員的教練和訓練員。我只知道這件事一定會發生，就算沒有任何證據證明有這個可能。」

然而，一九九八年七月十五日，在頒獎典禮上，比爾被叫上台，獲頒了一枚超級盃戒指，藉此表彰他對優勝球隊的貢獻。他的美夢成眞了。

但事情還沒有結束——一年後，他獲得了第二枚戒指。

「這件事讓我覺得生命簡直就像個許願箱。」他說道。

我覺得這實在太有趣了，我一定要深入探索。

「你有沒有設定想要贏得超級盃冠軍戒指的意念？或者，有沒有出現什麼徵兆讓你知道自己會贏得戒指？」我問他。

比爾是個思想深刻而且有在靜心的人，他知道生命不僅僅是眼睛所見的那樣。他微笑地看著我，思考我的問題。

我進一步解釋自己的想法。

「歐普拉說，她年紀還小的時候就知道自己會很有名；哲學家及小說家艾茵·蘭德六歲時，她絕大部分的人生哲學系統已經在心裡成形；而我一直都知道自己會是個作家。」

我繼續說道：「我也問過《祕密》這部影片的製作人朗達‧拜恩同樣的問題——她是設定意念想要製作這樣的影片，還是接收到靈感，要她這麼做，但她沒辦法給我太清楚的答案。她對我說，她『召喚了這部影片』，不過，拍攝的想法究竟是哪裡來的？你認為是我們的意念使得夢想成真，或者，我們只是跟自己的命運協調一致了？」

「這是個很棒的問題。」比爾說。

「**也許我們必須少花點時間設定意念，多花點時間接收靈感。**」我提議。

他很喜歡這個想法。

持續清理，讓神性為你帶路

隨著我持續實行荷歐波諾波諾且變得清淨，我越來越清楚地看見，生命底下有一股暗流；換句話說，感覺起來神性似乎對每個人都有個計畫，而我們可以讓自己與之協調一致去接收它。

如果神性試著引導我們，我們就要安靜下來聆聽祂的細語，並感受祂在輕推——

也就是說，我們要更常進入靜默之中，更常靜心，更常傾聽花草樹木在說些什麼。

我見過修．藍博士站在田野中，雙臂環抱，凝神注視著一些雜草。我問他在做什麼，他說：「傾聽。」這是很常見的事。他經常在花園裡來回走動，傾聽植物的話語。這是夏威夷人的古老傳統，他們認爲不只要尊重所有形式的生命，也要認眞聆聽它們試著要說的話、試著給我們的線索。

請記住，你當下的實相只是此刻所發生的事，是根據你過去的記憶和信念而來。你處於自動駕駛模式，你的未來某種程度上是可以預測的，因爲任何人只要客觀地看看你現在的狀況，就能大致看出你接下來會走的方向。然而，在這個程式之下的，是神性規畫的人生道路，等著你去發現。

偶爾會有人請我根據他們的能量場讀出他們的未來。這很容易，因爲大部分人臉上都寫著他們的資訊。他們的信念和記憶全攤在那裡，所有人都看得見——當然，是除了他們自己之外的所有人。我們通常看不見自己的資訊，因爲它們跟我們靠得太近了。

難怪修．藍博士可以坐在那裡向大家描述他們的未來——未來會出現的大部分狀況，都是他們現在相信的一切造成的。是他們的記憶在播放未來的戲，而不是靈感。對他們來說，那是資訊，不是神性。

「當你清理時，你就改變了自己的路。」他在某次零極限活動中冷不防地這麼說。

當你實行荷歐波諾波諾時，你就清除了潛意識（尤尼希皮里）中的資訊，這會釋放你，讓你走上神性正等著你的那條路。你將較低自我中的程式清除得越多，你的較高自我（歐瑪庫阿）就越能指引你的路。

在那次和比爾．菲利普斯共進的午餐中，他的太太瑪麗亞問我在一九七〇年代末如何從流落達拉斯街頭的狀況中脫困。她對我從破產且沒沒無聞，到擁有富裕生活並享有名氣的過程非常感興趣。

「可以做的我都做了。」我告訴瑪麗亞，「我到圖書館看書、去參加免費的演講、持續實行我學到的各種自我成長方法，並且不斷地處理和改善我的自尊問題及限制性信念。」

最後我也領悟到，當我不聽從內在的指引時，日子就不太好過；而當我「聽話」時，一切就會順遂許多。這個內在的指引，就是神性在為我帶路。

在實行荷歐波諾波諾將近十年之後，我很確定夏威夷人擁有一項很棒的清理資訊工具，讓我們能夠聽見內在那個平靜細微的聲音，無論我們稱之為神、神性或大自然。

而一切就是傾聽這麼簡單。

與其說生命是個許願箱，我會說生命比較像是個禮物箱。比起將你的意念放進箱子，更聰明的做法是把頭探進箱子裡，看看裡面有什麼禮物在等著你。你比較想要告訴神性該怎麼做，或者接受神性爲你準備好的禮物？畢竟，誠如修·藍博士所言：「神性不是你的門房。」

比爾不知道該怎麼獲得超級盃戒指，但是他得到了，而且是兩次。

我不知道如何才能成爲作家，但我做到了。

是的，你可以爲自己的願望和要求祈禱，並假裝意識自我（尤哈內）知道什麼對你最好。然而，當神性是一切魔法和奇蹟的源頭時，你又何須這麼做？當你將控制權交給神性，傾聽神性的提示和預兆時，結果會驚人得多。

持續清理，並接受神性給你的驚奇。

你的生命是個奇蹟。

收下這份禮物吧。

12 「不吸引」的技巧

資訊會說話，而你說出來的也是資訊，所以你根本沒有控制權。

——伊賀列阿卡拉・修・藍博士

「你最害怕什麼？」

這個問題來得突然且含意很深，嚇了我一跳。也許是因爲我不太習慣在晚餐的場合回答這種深具哲學性和心理性的問題，而且還是跟我剛認識的兒時偶像——路・費瑞諾——一起吃飯。

好一段時間我都沒有回答，最後他輕輕地推了推我，說道：「噢，你知道答案的。」

「我害怕失敗。」我衝口而出。

費瑞諾笑了。「你害怕失去一切。」他理解地說。

「我不知道自己有這樣的恐懼，」我坦白承認，「但很顯然，我有。」

他坦承自己也有恐懼。有段時間，他很害怕在大家面前說話。小時候的他有聽力障礙，所以在掙扎著想要被聽見的同時，他也很努力想要聽見別人在說什麼。而現在的他可以完全無所畏懼地站在成千上萬人面前說話。此外，他也承認他害怕溺水。

在荷歐波諾波諾裡，恐懼只是一個程式。就像軟體一樣，它只是你大腦裡的設定，沒有好壞。莫兒娜和修·藍博士都經常形容人就像電腦，很少人的內在可以乾淨到完全沒有任何程式。我不知道莫兒娜是否已經開悟，夏威夷人認為她是國寶，但這不表示她覺醒了。我敢打賭，莫兒娜一定也有程式。

運用清理禱文，消除害怕失去一切的恐懼

費瑞諾的恐懼只是程式，我的也是。很幸運地，只要唸誦莫兒娜給我們的清理禱文，就可以很容易地消除恐懼——最好是唸出聲來，而且最好唸四次。

荷歐波諾波諾並未出現在我和費瑞諾的談話中，但如果出現了，而且我有機會釋放我們兩人的程式，可能會是像這樣：

> 我就是這樣的「我」，
> 我從虛空進入光之中。

我是那個「空」，
是超越一切意識所能理解的空無，
是「我」，是萬相，是一切。
我橫過水面畫出一道彩虹，
那是問題永無止息的心智。
我是那看不見、摸不著的微風，
是無法定義的創造原子，
我就是這樣的「我」。
聖靈、超意識，請幫我找到我對失去一切的恐懼的想法與感覺的源頭。
將我這個存在的所有層次、層面和面向都帶到那個源頭去，
分析它，用神的眞理完美地消解它。
請穿越時間及永恆中的世世代代，
療癒因這個源頭而起的每個事件及相關的種種。
請依照神的旨意進行，直到我處於當下，
充滿了光與眞理，
充滿了神的平靜與愛；

直到寬恕了我所有的錯誤認知，
寬恕了造成這些感覺與想法的每個人、每個地方、每個狀況和每個事件。
平靜與你同在，我所有的平靜。
這個平靜就是我，這個平靜就是我當下之所在。
這個平靜常在，從現在到未來，直到永恆。
我的平靜，我給予你；我的平靜，我託付你。
不是外在世界的平靜，只是我的平靜，
屬於我的平靜。

你眞的可以利用像這樣的清理禱文來做「不吸引」這件事。當你大腦裡的某個程式被啓動後，它就會把你喜歡、討厭或恐懼的事物吸引過來，而啓動這個程式的，是你的情緒。但如果你釋放了這個程式，也可以說將它關閉，你就讓自己自由了，得以處在當下，得以在此刻感到快樂，並容許神性啓發你，甚至讓你覺醒。

現代荷歐波諾波諾的關鍵在於釋放所有的程式，如此一來，你才能與神性合一，或者說處於零的狀態。祕訣就是只要一察覺程式的存在，就立刻刪除它。當你這麼做時，神性就會到來，並流經過你。

新的清理方法

負完全責任意味著接納所有事物——甚至那些進入你生命中的人，以及他們的問題，因爲他們的問題就是你的問題。他們就在你的生命中，所以如果你對自己的生命負完全責任，那麼你也要全然負責他們經歷的一切。

——伊賀列阿卡拉．修．藍博士與喬．維泰利

參加荷歐波諾波諾活動時，他們會要求你簽一份保密同意書，我簽了。這就是爲什麼我無法在之前和修．藍博士合寫《零極限》時，把我學到的祕密說出來。一直到我舉辦自己的零極限荷歐波諾波諾活動（由修．藍博士和我帶領），我才不需要簽保密協定。我擁有那些活動的版權，因此現在可以向大家揭露荷歐波諾波諾的祕密了。

在《零極限》中，我主要提供了一個方法——那四句話。那些句子是一種眞言、祈禱或請求，是那本書的重點所在。我在這裡會再次介紹、解釋那四句話，同時也會提供它們之外的方法。

現在是時候讓你知道進階的祕密了。

只要和修．藍博士在一起，他就會提醒我《零極限》和荷歐波諾波諾背後的基本原則：

●唯一要做的，就是清理。
●清理得越多，你就越容易接收到來自神性的靈感。
●我們擁有的不是記憶，就是靈感——通常都是記憶（資訊）。
●唯一要清理的，是你內在的感覺。
●唯一的目標是自由——處於零的狀態。

知道這些基本原則是一回事，眞的要身體力行，又是另外一回事了。這就是爲什麼我們可以利用書籍、CD、DVD、工具、研討會、指導教練，以及其他我們可以運用的任何事物來提醒自己，所有該做的工作，都在我們之內。

這個世界由資訊組成，而這些資訊需要被清理。但是，我們只能從內在感知到所有的資訊，換句話說，沒有任何事物在外面，全部都在你之內，那是你體驗到問題的地方——也就是需要清理之處。

精準有效的清理五要訣

然而，什麼才是正確的清理方法？如果清理是第一重要的工作，是整個零極限過程的核心所在，那麼要怎樣才能把這件事做得精確？

雖然沒有哪種方法絕對正確，但我發現對我和其他照著做的人來說，以下這五點很有效：

1. **注意到有問題發生了**。這個問題可能被某個想法、另一個人、某件事或其他任何東西觸發，這是刺激物。在知道《零極限》前，你發現有問題時，會認為那是在自己之外；而在知道《零極限》後，你了解到問題是在自己之內。沒有人可以讓你生氣或難過，是你因為你在外界感知到的一切，而在**自己之內**製造出那些感受。不論是什麼問題，第一步就是注意到自己感覺不好。你覺得生氣、難過、擔心、害怕，或是任何一種可以被歸為「不快樂」的情緒或感覺。

2. **開始清理感覺**。你並不是要去清理對方、想法、狀況或任何外在事物。再說一次，問題在裡面。是我注意到了問題，所以是我必須將它清理掉。說「我愛你」「對不起」「請原諒我」和「謝謝你」，就是清理的方法，說的順序則隨意。當我感覺到有我認知的問題出現時，就會在心裡不斷地唸著那四句話，而且是對著神性說。

3. **你可以運用其他的清理方法**。例如，修．藍博士說明了藍色太陽水的用法，以及它如何幫助我們：「找一個藍色的玻璃容器（任何一種藍都可以），把飲用水注入這個容器中，然後將它放在太陽或白熱燈泡（不要用日光燈）底下，照射十五到六十分鐘，讓水接受太陽光的作用。你可以把藍色太陽水加入你喝的水中，或者任何你會用到水的地方。如果你有養寵物就更棒了，此外，你也可以將它用在烹調上。我喜歡拿它來洗衣服，甚至會在出門前把它噴灑在我車子的輪胎上。藍色太陽水是個清理工具，你可以拿來喝，或是在任何用到水的地方使用它。」

4. **放手，等待靈感促使你採取行動**。修．藍博士跟我說過，他做每一個決定前都會先清理三次；如果清理完之後答案還是一樣，他就會去做——意思就是，如果我有個衝動，想要去解決我感知到的問題，我可以在真正採取任何行動前，先針對那個想要解決問題的衝動清理三次，如此就可以確保這個行動是來自靈感，而非記憶。

5. **重複地做**。

每個人都想知道清理和到達「零」的捷徑，我也是，但缺乏耐心這件事本身就需要清理。現在立刻就想要得到某樣東西，是記憶在作祟，催促我們要立即獲得滿足。這是資訊。神性不趕時間，也不著急。想要事情在它們應該發生之前提早發生，是一個清理的好機會。

我之所以持續清理，是因爲這麼做讓我感覺更輕鬆、更快樂、更健康。對我來說，這是移除我內在資訊的快速方法，讓我能夠更接近神性。而且，這個方法很簡單、不費力，也很自由。

就在修．藍博士教了我許多種清理方法的同時，我也學到，清理方法可以當場發明——或被啓發——出來。

例如，在最後一場零極限活動中，有人說清理就像擁有一個心理上的神奇畫板。修．藍博士很愛這個說法，他說：「我很喜歡他這個神奇畫板的比喻。這個東西上面寫滿資訊，包括你自己的問題，然後搖一搖，資訊就消失了。我很喜歡這個比喻。我要把它當作新的清理工具，當我有個問題時，我會假裝把它寫在我的神奇畫板上，例如『生命的意義是什麼？』好，我寫上去了，然後用力一搖！它不見了！太棒了！我自由了、我自由了！」

還有一次，修．藍博士看到我的名片（上面有我的愛車法蘭心的照片），便告訴我那是一個清理工具。

「眞的？」

「沒錯。」他說，「觀想你的問題，然後用這張名片的邊緣把問題切開。」

我的名片眞的是個清理工具嗎？我那時不知道，現在依舊不知道。但修．藍博士言之鑿鑿，而我也經常用那張名片清理出現在我人生中的任何問題。

如果說雪茄也是一種清理工具呢？

什麼？雪茄？那不是對身體不好嗎？

對修．藍博士來說可不是。雪茄可以是印第安人表達和睦之意的長桿煙斗，也可以是具備淨化作用的煙熏棒。聽說我最喜歡的新思想作家之一約瑟夫．墨菲博士抽很多雪茄，他會說：「我正在用煙傳送信號給衆神。」我喜歡這個說法。抽雪茄對我來說已經成爲一種靜心，在享受雪茄的同時，我一邊放鬆，一邊沉思。

這讓我想起一個故事。有個僧侶問他的老師：「我可以在祈禱的時候抽菸嗎？」

老師說：「不行！」

這個僧侶接著很聰明地問道：「那我可以在抽菸的時候祈禱嗎？」

這次他得到的答案是：「可以！」

一切都是認知的問題。

在為最後一場零極限活動錄製線上宣傳影片時，我帶著觀衆體驗了一個新的清理過程。

先把你目前碰到的問題想像成一個能量場——實際上它就是，有些人稱之為思想形式。

接著，想像一把刀子，再觀想你自己把這個問題切開。隨著能量瓦解，你實際上眞的能感覺到問題消失不見了（在影片中，我用的是西藏的法器「金剛橛」）。

基本上，你可以用任何東西當作清理工具，即使是這本書。你也許有注意到，本書前面有一段「作者的祈願」，這段禱文是用來清理這本書的，所以在你閱讀的時候，你就被清理了。你也許有感覺到，也許沒有，**但無論如何，清理工作都在進行**。

關鍵就在於你相信什麼。

有一天，傳奇吉他工藝家琳達・曼瑟說要送我一把她手工製作的高級吉他。我請她給我一張她要送我的那把吉他的照片，然後把照片寄給我的顧問與朋友馬修・迪克森。他看了照片一眼就說：「那把吉他是個清理工具！」

眞的嗎？

現在那把吉他已經為我所有，我替它取了個小名叫「瑪麗蓮」。我必須承認，環繞著它的氣場很特別，我很愛它。

不過，它**眞的**是個清理工具嗎？

修．藍博士說我的名片是個清理工具之後，我就開始用它來清理。我把這件事寫在《零極限》裡，從此以後，經常有人想要看看我的名片長什麼樣子。

例如，我在莫斯科時，來參加研討會的人請我用名片幫他們清理。那些人要我拿著名片在他們身旁四處揮動，彷彿那是一個擁有神奇力量的聖物。我明白這股力量來自他們的信念，而不是我，也不是那張名片。

金剛橛也一樣，它們擁有古老的歷史，而且被注入傳說。你也可以光是想像它們，就得到相同的結果——用你的心智之眼去看。

在製作第二張音樂專輯時，我決定善用想像的力量讓這張專輯暢銷。我找了一位平面設計師，請他把我放上《滾石》雜誌的封面，其中的構想是要做一張幾可亂眞的雜誌封面，讓我可以每天拿出來看，藉此將我的心智設定在「成功」。我記得傑克．坎菲爾和馬克．韓森在「心靈雞湯」系列書籍成爲傳奇暢銷書之前，也用過同樣的方法。

我的平面設計師幫我做了封面，那眞是令人驚歎。每次看著那個封面，我都會微笑。它發出高頻的振動，就在那個時候，我決定把它當作一個清理工具。無論何時，只要我看著它，它就會幫我清理，並清除我內在對我的音樂能否成功的所有疑慮。

記住，眞正要緊的是你在自己的心智中、用你的心智，以及爲你的心智所做的一切。重點在於清除資訊，這才是最重要的，因爲如此才有空間讓神性進來。任何東西，只要你眞心覺得它能幫助你清理，它就可能發揮作用，這都是因爲你相信它。回頭想想我們討論過的安慰劑效應。你的心智擁有無法衡量的強大力量，當你相信某樣東西是個清理工具時，你就徵召了心智的力量。當然，到了某個階段，你會想要超越心智，直接前往零的狀態，不過這件事我們稍後再談。

什麼才是眞正的清理工具？

有一次，我和修．藍博士一起上一個廣播節目，有一位聽衆打電話進來，用挑釁、惡意的口吻質問我們兩人。這讓我不知所措，但修．藍博士沒有。我心想：「這些人爲什麼要這麼做？」我完全不明白。

進廣告時，我向修．藍博士道歉，並解釋說我不知道會有人打來問這樣的問題。我替所有人道歉，博士則說：「這不是那個人的問題，是程式的問題。」

這不是那個人的問題，是程式的問題。

我的腦袋裡亮起一盞燈，從此之後，我再也沒有忘記過。

每次我們在問問題時，包括我問自己什麼是清理工具、什麼不是，這些問題都來自出現在「零」的上方、遮蔽了神性的程式或資訊。

而那些在我們面前出現情緒反應的人——例如大吼大叫或大哭大鬧——也是一樣。他們會有那樣的感覺，都是因爲被能量場中的病毒影響，那就是程式。他們自己當然不知道，因爲程式掌控了他們，他們只是程式的宿主。

這時，要使用你擁有的任何清理工具，或是接收靈感，以找出方法消除並釋放這個程式。

在寫這一段時，我接到一通朋友打來的電話。

原本我的心情很好、很愉快，整個人非常投入地享受爲大家寫作的過程，但我的朋友心情很差，所以我很有耐心、也很認眞地聽她說話。沒多久，我也開始覺得心煩意亂，陷入她的心情流沙之中。我從覺得強壯、清明，變得軟弱、不快。

發生了什麼事？

我朋友打電話來時，我感染了病毒——程式——就像小孩子在醫院的候診室被其他人傳染感冒一樣。即使我已經清理了這麼多年，還是沒用。一開始，我非常沮喪，但我馬上了解到，我必須清理自己的沮喪。

祕訣就是清理一切。運用任何你喜歡的方式清理每一刻，無論那一刻有沒有讓你沮喪、難過的事。

例如，你讀到剛剛那句話，心想：「我才不要清理一切咧。」

清理那個念頭。

「我才不要清理那個念頭咧。」

清理那個念頭。

「這什麼清理的，根本就是浪費時間。」

清理那個念頭。

「要是清理根本沒有用呢？」

清理那個念頭。

「要是清理有用呢？」

清理那個念頭。

「我覺得很好，所以我現在不要清理。」

清理那個念頭。

「但如果我好好的，幹麼還要清理？」

清理那個念頭。

「我不懂。」

清理那個念頭。

「我懂了。」

清理那個念頭。

「我會讓你幫我清理。」

清理那個念頭。

「雪茄不可能是清理工具。」

清理那個念頭。

這樣了解了嗎？

你時時刻刻都在清理，無論有沒有清理的動機。

「但如果一切都很好，爲什麼我還需要清理？」

不間斷的清理能夠爲你將前方的路清乾淨。

我現在的生活非常順遂（雖然之前並非一直如此），因爲我花時間去清理。我日日夜夜都在清理，甚至在我寫這些字的此刻也是。當我這麼做的時候，就像有一輛掃街車在夜晚清理道路，好讓你隔天能夠行駛其上。清理讓我的人生道路保持通暢，你會在接下來的幾個故事中了解這一點。

再次重申，幾乎任何東西都可以是清理工具。我相信我的吉他「瑪麗蓮」是，我的專輯《太陽即將升起》的封面也是，而修．藍博士相信我的名片也是個清理工具。

什麼才是真正的清理工具？

你相信的那一個。

14 當有人按下了你的情緒按鈕……

你要做的就是看著鏡子，然後深深地愛上自己——不管別人怎麼說。

——喬・維泰利

這裡有一件事，也許會讓你感同身受。

兩年之內從零開始創作出六張專輯並不容易，我聘請了許多專家幫忙，教我唱歌、作曲、彈吉他、製作唱片等等。

而我付出的時間、努力和金錢，都得到了回報。我的專輯獲得很好的迴響，我被拿來與傳奇歌手強尼・凱許、湯姆・佩提和李歐納・科恩相提並論。

還不錯。

因此你應該可以想像，這時有個親戚跟我說他聽不懂我的音樂，給我帶來的衝擊有多具毀滅性了吧。

他說他一定要說實話——這句話通常是個煙幕彈，緊接而來的就是批評——而且建議我還是回去寫書比較好。

他還補充了一句：「我不愛聽。」

我並沒有問他的意見，他卻覺得自己有責任要跟我說。我不習慣聽到這麼負面的話，雖然我父親經常警告我，人都是愛批評的。「就算是你的家人，也可能會反對你。」他有時會這麼提醒我。

這件事讓我很震驚，我無法相信會有這種事。我既受傷又困惑，整個人存在的核心都被動搖了。很顯然，我的親戚按到了我的按鈕——而且那個按鈕被按下去之後就一直停在那裡。這件事困擾了我好幾個星期，就算運用我知道的所有自我協助技巧，還是難以撫平我的痛楚。

當然，如果我的親戚有音樂背景，那麼他的話可能還有聽的價值——一般來說，你只須聽那些已經在你追求的領域有所成就的人提供的建議。但我的親戚既不是音樂家，也不玩任何樂器，他對音樂理論、歷史，甚至現在的流行音樂，都所知甚少，結果卻用一種儼然專家的姿態來評斷我。他主動提出的評論深深傷害了我。

每個人都有權利發表自己的看法，我還曾經在巴布．狄倫的演唱會中途離席呢。我很愛他的歌，但他的尖銳嗓音實在讓我受不了。就算如此，我也從來沒有打電話向狄倫抱怨，而只是把自己的感想放在心裡。

面對我的親戚，我想要像湯姆．佩堤一樣回應——有個記者問他，如果有人抱怨他的音樂不好聽，他會怎麼說，結果他答道：「這是搖滾樂，老兄，本來就沒有要好聽！」

但我還是無法抽離。

我內在的一個程式——資訊——被啓動了，正是我的親戚按下了那個按鈕。我不知如何回應他那種唐突、不請自來的批判，我大部分的朋友和家人都比較充滿愛，而且支持我。

我也從《不受歡迎的力量》之類的書中了解到，我不必取悅所有人，只需要一小群很挺我的粉絲就夠了。我甚至在自己舉辦的研討會和教練課程中教導他人，你只需要一小群愛你的人就足以變得富有，忘掉那些不愛你的人吧。然而，我親戚的醜惡傷我很深，我沒辦法將之拋諸腦後。

修．藍博士告訴我：「問題不是那個人，而是你從對方那裡得到的垃圾。所以，在治療夏威夷州立醫院那些人時，我體驗到批判、憤怒、怨恨等等。此時的我被困住了，我不再是我自己，而我想要回到零的狀態。」

他提醒了我，問題不在我親戚身上，而在於我們共有的**程式**。我的目標是要刪除這個程式，讓自己自由。到那個時候，我就不會在乎他說的話，而他很可能也會從此閉嘴。

那麼，我要如何做到這件事？

靈感帶我這樣大聲清理

在持續清理的同時，我想起我們不喜歡別人的地方，往往是我們不知道自己也有、而且不喜歡自己之處。

我想到我的親戚說他不愛聽我的音樂，便把這句話轉換成我的用語，並反問我自己：「我是不是也這樣看待自己的音樂？」換句話說，其實暗地裡，我是否也不愛身爲音樂家的自己？

儘管我百般不願意承認，但有一部分的我的確對自己的歌唱和作曲能力很有意見。一部分的我**贊同**我的親戚所說的話，他只是說出了我一直在心裡質疑的事。正如我經常對別人說的，外在只是你內在的投射。就很多方面來看，我的親戚就是我。

這是一個非常深刻的理解，而且是我不喜歡的。我希望我之所以感覺很糟都是我親戚的錯，我想要我的親戚改變，不希望什麼責任都要我自己扛。

然而，這就是眞正的荷歐波諾波諾運作的方式。你不向外看，只向內看。

正如心理學家榮格所言：「向外看的人，活在夢裡；向內看的人，覺醒。」我對這件事的深刻理解還不止於此。

後來，我在健身房做心肺訓練時，突然有個靈感要我大聲地施行荷歐波諾波諾，這很不尋常。我很少在健身時說話，因爲運動的強度已經讓我氣喘吁吁。然而，有個什麼東西在對我說：「做吧。」

我想到我親戚所說的話，以及那些話讓我感覺多糟。在持續覺察自己的感受時，我開始大聲說出下面這段話：

對不起，某部分的我，或我的程式，或我的祖先引發了我對自己和我的音樂的批判。對不起，我反應過度，忘記了我的平靜。對不起，我無意識的程式導致我的親戚如此不留情地批評我。

請原諒我批判我的親戚很遲鈍。請原諒我心裡對別人的批評如此敏感。請原諒我的祖先——無論他們做了什麼或有過什麼樣的想法，才將這個信念系統帶進我現在的生命中。請原諒我沒有注意到自己內在的想法。

謝謝你讓我察覺這個信念和資訊。謝謝你聽見我想要把這個資訊從我和所有人的心智消除的請求。謝謝你幫助我，讓我可以感謝我的親戚給我這個機會清理、清除，並釋放自己。謝謝你提醒我在所有黑暗之下都有愛的存在。

我愛你，我愛我的親戚，我愛我自己，我愛我的祖先，我愛神性爲我消除所有內在的限制和資訊，讓我可以在這裡體驗到此刻的奇蹟、體驗到愛的奇蹟。我愛你，我愛你，我愛你。

有趣的是，在大聲說完這段荷歐波諾波諾的請求之後，我立刻感受到內在的轉變。事實上，因爲清理得太深入，我幾乎想不起來我的親戚到底說了些什麼！

眞正的療癒通常會出現這樣的狀況。你正在埋怨的事情瞬間消散，你幾乎想不起來是什麼事——就算還記得，你對這件事也沒有任何情緒了。它就像你讀過的一個故事，很有趣，但並未發生在你身上。

這就是荷歐波諾波諾的奇蹟。

我的親戚讓我發現：假如想要經歷眞正的療癒——很快速地——我就必須**大聲說出**清理的句子。這是因爲這樣做可以讓我的心智更投入？可以讓我的聲音和宇宙的振動共振？可以讓我的請求被無法讀我的心的天使聽見？我不知道。

克拉克．威克森在他的書《夏威夷魔法》中解釋道：「根據觀察（而且這絕對眞實），如果你帶著眞誠的渴望及深刻的情感大聲說出某件事，那件事就會實現。」

對神性**大聲說出**自己的祈願，成為一種進階、簡單卻萬無一失的療癒或得到結果的方法。我的親戚和他的批評已經不再煩擾我，我完全不知道他現在喜不喜歡我的音樂，也不在乎。**我**喜歡我的音樂。我不是要和了不起的音樂家競爭，只是試著創作而已。從這個角度來看，我是成功的。

二〇一三年，我有十首歌入圍帕西獎，也就是正向音樂界的葛萊美獎。我一定有什麼地方做對了——不管我的親戚（和我）之前是怎麼想的。我清理了我們共有的程式，因而為我的音樂清理出一條成功之路。

一如往常，解決方法就是清理、清理、清理。

在眞實世界創造奇蹟的祕密

當你處於清淨狀態時，你不會想，只會去做。

——伊賀列阿卡拉・修・藍博士

你要如何在眞實世界創造出荷歐波諾波諾的奇蹟？

二〇一二年十月，我跟我的音樂製作人和朋友丹尼爾・巴瑞特說，我想要創作更多音樂的欲望已死，不再有靈感，也不再和繆思女神心意相通了。我對已經創作出來的四張療癒音樂專輯很滿意，但我看不見前方還有什麼發展。

我覺得事情已經做完了。

當我們在說話時，我持續在內心實行荷歐波諾波諾，反覆唸著那四句話。我偷偷在心裡懷疑，我是不是正在欺騙自己？畢竟，我們每個人幾乎都有自我破壞的傾向，而且通常都不知道自己正在這樣做。我是嗎？

丹尼爾建議我們想個方法提升我的音樂能量。他不知道怎麼做，但覺得一定有辦法。

一會兒之後，我有了一個靈感——我知道該如何啟動繆思女神，但我不確定自己想不想這樣做。

我深呼吸了一口氣，說道：「我可以設定意念，在聖誕節前錄好五首新歌。」那時距離聖誕節只剩兩個月，在那之前要寫出五首新歌並錄製完成，需要奇蹟。我不但要從零開始，而且我剛剛完成第四張專輯，已經累壞了。

丹尼爾乘勝追擊。「爲什麼不乾脆做十首？」他問道。

我倒抽了一口氣。現在這眞的是挑戰極限了，就算對我而言。我已經打破紀錄，在不到兩年的時間內創作出四張專輯，四個奇蹟已經很夠了。

但我還是接受了挑戰。

我跟丹尼爾說好，我會在兩個月內創作出十首歌，然後錄製成我的第五張專輯。我們感受到擁有目標所帶來的振奮能量，它讓我們害怕，卻也讓我們愉快。我們滿心期待、不確定、開放且願意嘗試，但也完全不知道要如何憑空做出一張新專輯。我有很多清理工作要做，而且仰賴實行荷歐波諾波諾來爲自己鋪路。

記住，我完全沒有任何創作新歌的想法，也對新的音樂失去了熱情。我覺得自己被榨乾了。然而，這個受到啓發的新意念卻帶來更多音樂。新的目標刺激了我的想像力，短短幾天之內，新歌就朝我而來了。

我根本沒辦法停止那源源不絕的創作力！

有時我正坐著讀我下載到iPad上的書，突然間，一首歌的點子跑進我的腦袋裡，我得立刻停下正在做的事，把它寫下來（永遠都要採取行動）。

另外有些時候，我感受到靈感要我去看看其他形式的音樂，例如早期的搖滾樂。我只是跟隨繆思女神的腳步，看看會有什麼東西出現。我熱愛搜尋、探索和學習（永遠都要跟隨靈感）。

幾個星期內，我就有了超過二十四首好歌。我從中挑選了九首，因爲我想在錄音室裡讓靈感即興創作出第十首歌。

我覺得自己已經準備好要錄製第五張專輯了！

我們在聖誕節前的十二月十八、十九日進錄音室，錄好了十首新歌。

他們告訴我，通常不會這麼快、這麼輕鬆就錄好全部的歌，也不會有如此大的能量和專注力。但是，當我們所有人聚集在錄音室時，我們讓神奇的力量有空間發揮在我的歌曲上。

而這個結果就是我的第五張專輯《太陽即將升起》——另一個奇蹟。

當我將完成的音樂CD拿在手上時，我開始哭泣。

能夠無中生有創作出這些音樂，還是令我驚訝不已。想到這些歌這麼棒、音樂如此動人心弦、傳達的訊息如此有意義，我不禁停止哭泣，在敬畏和感恩之中發愣。

我的《零極限》電影夢

我曾經問過修．藍博士有關「採取行動」這件事。

他說：「當你處於清淨狀態時，你不會想，只會去做。」

如果需要想，就表示你心裡有兩個相反的信念正在纏鬥：一個想要這樣，一個想要那樣。理想的狀況是，確信靈感就在那兒，然後你會被輕輕推著採取行動。你不加思索地行動，因為這個行動很純粹，沒有任何干擾、沒有任何懷疑。

我不是說這是大家可以持續不斷的生活方式——連修．藍博士都需要藉由靜心來獲得答案。當一位朋友有意把《零極限》拍成電影，並把劇本寄給我時，我向修．藍博士徵求同意，因為我倆共同擁有《零極限》的版權。他寄了封電子郵件給我，上面寫著：「神性說『不』。」

你要如何與神性爭辯？

我非常了解神性與小我之間的差異有時非常難以分辨，所以又問了他一次。他花了點時間思考拍與不拍這兩個選擇，然後再次拒絕了。

令人好奇的是，修．藍博士並沒有任何合邏輯的理由拒絕這個劇本。我十分不解他為什麼要拒絕這件事，這是個把他的驚人故事搬上大銀幕的絕佳機會呀。拍電影一直是我的夢想，我很想這麼做，而且我知道修．藍博士之前也是不反對的，因為他說過想找勞勃．狄尼洛來飾演他。但是，修．藍博士一句直接明白的「不！」讓所有事情停了下來。我接受這個答案，卻困惑不已。

隨著時間過去，我發現原本要拍這部電影的幾個製作人都很會利用人、操縱人。他們要我用一些我知道修．藍博士一定會看穿的心理學手法去說服他改變心意，那時我就知道，修．藍博士之所以拒絕，是因為假如交給這群人，我們最後一定會後悔莫及。

我提這件事是想要表達一個重點：修．藍博士會花時間思考究竟拍或不拍，是因為他心裡並沒有清楚的答案，所以不要太苛求自己。這裡想提醒你的是，要愛自己。我們都盡力了，如果事情看起來似乎沒什麼進展，就設定一個意念，尋求指引和清明，接下來無論接收到什麼靈感，都據以行動。一時的「不」也許可以保護你，並讓你準備好迎接一個大成功。你一定要信任、一定要有信心。

如果荷歐波諾波諾有什麼重點，那就是信任。信任你自己、信任生命、信任神性。我戴在手上的那個古老的金戒指上面就刻著拉丁文的「信心」（Fidem）這個字，提醒我要懷抱信心。此外，我隨身攜帶、並經常發送給朋友的芥菜種子錢幣，則是另一個提醒我要有信心的東西。

我不知道什麼時候才會有一部以修．藍博士那不可思議的故事爲藍圖拍攝而成的電影，但我有信心總有一天會實現，我只是不知道如何或何時實現。就像我的第五張專輯——當時我已經沒有靈感再寫歌或錄歌了——如果順著流往前走，有想法時就採取行動，並且一直、一直、一直懷抱信心，那麼奇蹟就會出現。

這就是奇蹟的祕密。

或者，至少是其中一個祕密。

讓我們繼續看下去……

零極限活動的祕密

清理，是通往「零」與靈感的唯一道路。

——伊賀列阿卡拉．修．藍博士

在他決定不再四處旅行和演講之前，修．藍博士和我一起舉辦了三次零極限活動，然後他就退休了。對此我一點都不驚訝，因爲他常說：「我只想好好照顧我的花園，神性卻一直把我推出門去。」

在活動中，我經常覺得自己是對比於修．藍博士的喜劇人物，也有人說我是兩人之中的白臉。大家有時會覺得他有點嚴厲，但我從來沒有這種感覺。我那時很愛他，現在還是。我一直很欣賞他在我們的活動中總能保持清楚的焦點，從來不會拐彎抹角——他非常直接。

例如，他會問參加者：「如果你們正在尋找經營一項事業最基礎的技能、最基礎的資產，你們覺得會是什麼？」

就在大家紛紛回答了幾個他不甚滿意的答案之後，他說：「我來告訴你們最重要的資產是什麼，因爲如果沒有它，你的麻煩就大了。你可以盡己所能發揮熱忱，提供很好的服務，要怎麼做都行，但最重要的資產就是『清淨』。一旦你處於清淨狀態，所有事情自然就會發生，因此，『清淨』是你生命中最重要的資產。如果你不夠清淨——其實你們大部分人都是這樣——我才不管你提供的東西是什麼，或者你的服務有多好。」

他繼續解釋說，像佛陀和耶穌這些人都是清淨的。他們不需要充滿熱忱，也不需要獲得更多資訊，他們是清淨的，而這樣的清淨讓他們可以被靈感啓發。清淨，也就是他經常說的「零」或「空」，是我們的目標。

修．藍博士有一次跟我說：「如果大家能把神放在第一位，就能擁有他們夢寐以求的所有財富。」

這就像我在《相信就可以做到》這本書的開頭提到的那個有名的故事：爲什麼前往南美洲的人在物質和金錢上的富裕程度，不如前往北美洲的人？因爲前往南美洲的人是去尋找黃金，而前往北美洲的人尋找的則是追隨神的自由。

他們在尋找的是神。

人類那充滿資訊和程式的心智，會在試圖影響那些深刻的生命轉變事件時驚奇不已，因爲那些轉變事件只要透過清理及允許神性向你輕聲傳遞靈感，就可以達成了。我光是用想的就覺得興奮，而這就是荷歐波諾波諾令人崇敬的力量。

「荷歐波諾波諾就只是在我以某種方式或某種想法面對某人時，看著我的內在發生了什麼。」修．藍博士說，「接下來的問題就是，我願不願意把它放下？一旦放下，就會有好事發生。而當你處於零的狀態時，這立刻成了神性——『我是』——的基地。」

夠簡單了吧？

你能相信這就和呼吸、吃飯一樣容易嗎？

HA呼吸法和巧克力

在活動中，修．藍博士示範了一種藉由呼吸放下資訊的方式：

舒服地坐在椅子上，兩隻腳放在地板上，脊椎則輕輕靠著椅背。

你的拇指代表神性，也就是你內在的「我是」。你的食指則是指出方向的指頭，代表了你這個人。將你內在的神性（拇指）和指出方向的食指放在一起，這樣你就和神性合而爲一了。然後，把雙手放在膝上。

這麼做可以預防時差。如果你有心律不整的問題，這也有助於你的心跳恢復規律。這整個過程就是在幫助你回復正常的律動。

閉上雙眼，輕輕地吸氣（用鼻子），就像平常呼吸時一樣。

現在開始在吸氣和吐氣時按照下面的方式計數：

1.吸氣的同時，心中默數七秒。

2.暫停呼吸七秒。

3.接著連續吐氣七秒。

4.再屏住氣息七秒。

5.步驟1到4爲一回合，請重複做七次，也就是七回合的「HA」1。

在我和修．藍博士一起舉辦的活動中，我們討論過吃草莓、藍莓甚至M&M巧克力的清理效果——沒錯，M&M巧克力。第一次聽到時，我覺得這眞是瘋狂。但修．藍博士總是說，你不一定要眞的把巧克力吃下去，用舔的也可以。

M&M巧克力用**舔**的？

不把它吃下去？

很難。

如果你像我一樣，那你可能會覺得這簡直就像判你徒刑。這讓我想起有個人因爲覺得自己很笨，所以跑去看精神科醫生。醫生開了一些藥丸，他吃了一個星期之後又回去找醫生，說道：「醫生，可能是我有問題，但這些藥丸吃起來根本只是糖果而已嘛。」

結果那位精神科醫生答道：「你看，你已經變聰明了啊。」

這完全取決於你相不相信任何東西都是清理工具。根據修．藍博士的說法，就算吃糖和巧克力也可以清除資訊。他說這些東西之所以被認爲對身體不好，完全是我們的認知所致。他個人最喜歡熱巧克力。他說：

熱巧克力能夠消除把錢放在第一位的記憶。這是什麼意思？意思就是，你將會把神放在第一位。我喝熱巧克力來消除我內在認爲這個世界比神性重要的記憶。你不需要說什麼或做什麼，只要把它喝掉就好。你一定要明白，巧克力不是問題——問題在於你跟巧克力有關的經歷，而你可以放下那些經歷。

如果你有任何問題，那都是記憶——不是食物，也不是跟你在一起的人的問題。這和糖分無關，也和它所含的任何成分無關。有問題的是我們的認知——無論那是什麼樣的認知。

如果要吃東西，爲什麼不吃一些可以清理資訊的食物，例如草莓、藍莓、薑餅、M&M巧克力？就連吃雷根糖也是一種清理方式，這可以讓你在對的時間出現在對的地方。

對凡事存疑的人來說，這些方法也許有點「狀況外」，但從現代荷歐波諾波諾的角度來看，這種想法只是更多的資訊——因爲「外面」沒有任何事物。

如果你被某件事困住了，這件事一定是你心智資訊庫的一部分。所有事情都發生在**你之內**，除了你以外，還有誰能解決？

就我個人來說，我願意運用任何可能有效的方法。正如修．藍博士提醒的：「我們的終極目標是自由。什麼樣的自由？從過去解脫的自由，好讓你永遠保持和神性相同的律動。」

從我的經驗看來，開放的心會比封閉的心讓你得到更多，而且如果做這些事有可能帶來自由，那我絕對不會猶豫。不過，如果你眞的想要測試你心智的極限，那就來思考一下，修．藍博士治癒了一整個醫院裡患有精神疾病的罪犯那個知名的故事，究竟是不是眞的？

那會不會是個欺騙了所有人——包括我在內——的世紀大謊言？

---

1 「夏威夷」（Hawaii）的「HA」，在夏威夷語中有「神聖的靈感」及「生命的呼吸」之意。

17 《零極限》的故事是眞的嗎？

這一切的奇妙之處在於我們沒有控制權。控制，意念，全都只是幻覺。誰在決定呢？記憶和靈感，一個是刺，另一個是玫瑰，兩者都藉由眾所周知的鼻子來引導靈魂。眞的。

——伊賀列阿卡拉．修．藍博士

讀過《零極限》的人常常會問，那個故事是眞的嗎？

「修．藍博士**眞的**治癒了一整個醫院裡患有精神疾病的罪犯嗎？如果眞是這樣，爲什麼我沒看過新聞報導？公開的紀錄在哪裡？」

第一次聽到那個故事時，我也不相信，但是和修．藍博士講完電話後，我信了。之後，我和他參加了第一次的研討會，讓我更加相信他的眞實性。我們一起寫了《零極限》，一起舉辦了三次活動，更進一步消除了我心中所有的懷疑。我知道相信比不相信聰明，信念擁有力量，而我寧願相信奇蹟存在。

儘管如此，我還是需要知道更多，所以當我接下來有機會時，我又問了一次那件事。

「阿歐‧庫，」修‧藍博士用他幫我取的夏威夷名字叫我，「那件事並非我一個人完成的，而且那一點都不簡單。」

「所有人都被治癒了嗎？」

「不，」他答道，「我們一直沒辦法治好比利，他被轉到另外一間精神病院去了。」

在爲《零極限》的寫作取材時，我連絡了曾經和修‧藍博士一起在那間醫院工作的社工。他們毫不隱瞞地說，在修‧藍博士身邊會有一種說不出來的特殊感覺，但沒有人說他是救世主。他們從來不認爲任何一個治癒的案例應該直接歸功於他，沒有人提到那些罪犯被治癒，以及病房後來關閉，都是因爲修‧藍博士的緣故。

我並不覺得驚訝。

生命之間互相連結，我的吐氣會影響你的吸氣，但你從來不會有意識地看著我說：「嘿，謝謝你的呼吸！」

事實上，媒體從未報導過那間醫院的事，這也不讓我驚訝。好幾年前，美國廣播公司的新聞節目到我家採訪了一個小時，我們談到許多領域，包括我的書，以及那些生命被轉化的人。然而，他們並沒有選擇正面的新聞來播放，相反地，他們把精采的部分剪掉，播出我支支吾吾地回答一個讓我措手不及的問題的畫面，而且只有幾秒鐘。

主流媒體不想告訴你正面的新聞，他們需要你持續感到恐懼，這樣你才會買他們廣告主的商品（我在寫這段話時，也一面在清理它）。這就是爲什麼他們要播放那些可怕、悲慘、不愉快的新聞。如果當地沒有不好的事情發生，新聞台就會去其他地方找令人不愉快的故事，甚至去其他國家找。

而當媒體找不到足夠的今日壞消息時，通常就會重播存檔的新聞。事實上，我在寫這一章時，我的朋友紛紛和我連絡，恭喜我昨天晚上出現在美國廣播公司的新聞節目上——而那段新聞的首播是在**三年前**。

但是，你幾乎看不到他們播報正面的新聞。

畢竟，一家主流媒體會如何爲治癒一整個醫院裡患有精神疾病的罪犯這則新聞下標題呢？

精神失常的病人恢復正常——原因不明——喝采吧！

如果媒體想要報導修・藍博士治癒那些病人這件事，他們可能會這樣下標題：

怪咖什麼都沒做就治癒精神病患！

簡言之，主流媒體不是用來報導正面事件或奇蹟的，他們甚至對全世界最振奮人心的正面新聞都可以用負面角度來報導。如果我告訴媒體，我的吉他背面的木頭上出現了一張臉（這是真的），我的運氣可能會好一點。有些人覺得那張臉像個印第安人，我倒覺得那張臉比印第安人更具爭議性及啓發性。而媒體可以這樣寫：

佛陀吉他內現蹤！

甚至會寫：

耶穌顯靈吉他上！

又或者可能是：

《祕密》作者在吉他上看見救世主！

當然，一個被視爲眞實的神奇故事，至少在某種程度上必須是眞的，這樣才有價值。而編造出來，或者更糟，那種本來被認爲是眞的，最後卻被發現造假的故事，傷害性很大。這和利用隱喻故事不一樣，許多催眠師都會說這類故事來處理你潛意識裡的問題，但那是不同的。那不是說謊，單純只是虛構。

我想起我讀過一本書，作者是一位很受歡迎的自我成長書籍作家，他在書中提到知名魔術師胡迪尼在後期根本不必靠魔術把戲來表演。他說，胡迪尼會「眞正的魔法」。我看完之後瞠目結舌。事實上，胡迪尼在最後那些年裡都在努力證明眞正的魔法**並不存在**！身爲美國魔術師協會的終身會員，同時也是該協會的創始人，我知道胡迪尼十分反對欺瞞觀衆，並且非常腳踏實地。

爲什麼這位作者要在他的書裡對讀者說謊呢？我不知道，但我對他這個無辜、無知或有意的謊言非常生氣，便把他的書丟進了垃圾桶，而且過了好一陣子才原諒他。一位朋友爲他的謊言找藉口，說道：「他說這個故事可能只是要讓你相信眞的有魔法存在啊。」重點是，這個明顯的錯誤讓我再也無法相信這位作者說的任何事，他成了不可靠的資訊來源。

怎麼看待一個奇蹟？

我不想讓修．藍博士奇蹟般的故事變成胡迪尼故事，所以持續挖掘，以便知道更多。而我不斷聽到許多類似的故事，就像下面這一個（這是透過電子郵件寄給我的，我徵求了寄件者的同意，在這裡轉載）：

親愛的維泰利博士：

我在二〇〇八年十二月讀了你的書《零極限》。我在路易斯安那州首府巴頓魯治的女子監獄擔任生命教練及育兒指導員，我每星期有三堂課，每堂課都有二十名女性學員。

開始讀《零極限》之後，我立刻著手實行荷歐波諾波諾，而且馬上就在那群女性學員身上看到成果。我和她們分享那本書裡的內容，並帶了五本去課堂上，讓她們輪流閱讀。

她們和我分享了許多關於負責管理她們的人如何轉變的成功故事。上星期有一天，監獄發生騷動，我可以聽見教室外面的喧鬧聲。典獄長走進我的教室，一臉震驚，無法相信外面已經吵翻了天，我的教室裡竟然如此平和、安靜。他告訴我：「我不知道你做了什麼，但請繼續下去。」他有好幾次對我說，我的學員全都表現得比以前好，而且逐漸獲得她們之前無法擁有的一些特殊權利。

此外，我也在我的丈夫和正處於青春期的女兒身上看到了正面的改變。

非常謝謝你把這個訊息公諸於世。

——辛蒂・瑞——哈勃

身爲人，我們都會面臨挑戰，都有需要清理的事物。

修・藍博士在我們一起寫作《零極限》時來找我，我們在好幾條鄉間小路上開車來回穿梭，想要找到我透過電話幫他預約的民宿。最後當我們確定迷路時，我聽到他嘆了口氣。他看起來非常沮喪，說道：「我應該先打電話問路。」他是這樣說的，但他眞正的意思是，「我」應該先打電話問路。他在我面前表現出來的煩躁，反映出一個沒有和一切萬有合一的人。

還有一次，我看到一張他和一名年輕女子手牽手在沙灘上散步的照片，看起來非常浪漫，儘管修・藍博士比那名女子年長了五十歲吧。這不是什麼問題，因爲他們或許是在戀愛中，但這也顯示出，修・藍博士也是個人。

就連耶穌也是個人。和平常人一樣生活和呼吸的他，似乎能夠行奇蹟。根據《革命分子耶穌》一書的作者所言，從來沒有人指責耶穌展現的奇蹟是種騙術。他施展的不是魔法，而是奇蹟。他有許多地方受人指摘，但從來沒有人說他活像個魔術師。他很顯然是一個在神性的幫助下行奇蹟的人。

這是否就是平常人修．藍博士在做的事呢？

畢竟愛因斯坦說過：「我們很有可能可以做出比耶穌更偉大的事，因為《聖經》裡面有關他的故事，都經過充滿詩意的修飾。」

不過，我不想迴避問題：修．藍博士真的幫助治癒了那間醫院裡百分之九十九患有精神疾病的罪犯嗎？

我相信確實如此，但我們怎麼能確定？

這麼想好了：如果我偷偷祈禱你身體健康，而有一天，你的病痛全部消失了，你會覺得這是我的功勞嗎？應該不會。你怎麼可能會這樣想呢？你根本不知道我一直在幫你祈禱啊。

馬修．迪克森受到啓發，寫了一本叫作《爲他人祈福》的書。這本書的前提是，如果有人告訴你，他想要成爲某種人、想要做某件事或擁有某樣東西，你就偷偷地幫他清理，讓他的願望實現。無論你內在出現什麼，你都清理掉，如此一來，那個人就可以實現心願了。

換句話說，你成了一位好心的忍者。做法可以很簡單，例如說那四句話，也可以運用你在這裡學到的那些進階祕技，或是你的靈感告訴你可以和對方分享，以幫助他的任何事。

現在停下來想一想：如果有人偷偷爲了你想要的某樣事物持續清理，然後你得到了那樣事物，你會不會把功勞歸給那個人？當然不會啊。你怎麼可能這麼做？你根本不知道有人在幫你，那個人是在暗地裡行善啊。

修．藍博士和那間醫院的故事可能也是這樣。他因爲清理自己，而發出一個引力場，影響了其他每一個人。他們變好了，卻無法歸功於他，因爲他們根本不知道修．藍博士在幫助他們。

主流新聞根本不可能報導這樣的故事，他們想要看見清楚明白的前因後果。如果修．藍博士是因爲開藥給那些人吃，而讓他們變好，媒體也許還會給他一點播出時間（但比較可能的是，他們會找出那些藥有什麼問題，然後報導這件事）。

總而言之，如果你找不出理由相信《零極限》的故事，那麼就因爲它給了你力量去創造屬於自己的奇蹟，而相信它吧。

如果這樣對你來說還不夠，清理它。

許多領頭羊在創立自己的宗教

烏阿歐拉羅寇伊凱阿羅哈。（愛是生命的源頭。）

在我們的第二次零極限活動中，修‧藍博士站起來宣布：「讓我告訴你們如何成立自己的宗教。」

然後，他走向白板——白板會一直出現（我們很快就會說到了）——在一片空白的中央畫上一個點。

「一個人有了神性的覺醒，」他說，「這是很純粹的，也是靈感。」

接著，他又在白板上畫了許多圓圈。

「從這裡開始，這個覺醒的人試著告訴別人他或她的體驗。」

修‧藍博士繼續說道：「但其他人並沒有過那樣的體驗。他們並不了解，只是**以為**自己了解，所以也試著去教導其他人那種他們從沒體驗過的覺醒。就這樣，一個宗教產生了。」

我完全了解。每次在研究那些覺醒的人時，他們的追隨者都會讓我百思不得其解，因爲那些追隨者看起來從未覺醒。隨著時間過去，我的結論是，大部分人就像羊一樣，會跟著領頭羊走，但其實有時候，那個帶頭的人可能也不知道自己要往那裡去。

那麼，莫兒娜是在哪個階段？修．藍博士非常相信莫兒娜是個覺醒的人，她將傳統的荷歐波諾波諾——一種解決問題的方法，過程中大家圍成一個圈，每個人輪流說出彼此不同的想法，直到寬恕與平靜出現——轉變成一種內在的處理程序。然而，莫兒娜的覺醒不代表其他任何一個實行新版荷歐波諾波諾的人都是覺醒的。

我們無法確定她究竟有沒有覺醒，只能假設如此，而當我們這麼做時，故事就變得更有說服力了。

那修．藍博士呢？那個我花了無數時間相處的人，他覺醒了嗎？他開悟了嗎？或者，他也只是羊群中的一隻羊？

有天早上，我們在一起喝咖啡，修．藍博士說：「你就要看到了。」

我不知道我就要看到什麼，我們已經好幾分鐘沒說話了，我腦袋裡想問的問題已經用光了。

在那份靜默之中，我的心出現了一個開口，彷彿一扇窗戶被打開了。後來我稱之爲「頓悟」——瞥見覺醒。這不代表我覺醒了，而是意味著有人讓我看見了覺醒。是修．藍博士嗎？是不是他觸發了我個人的頓悟？

我相信他是莫兒娜的忠實門徒，持續實行從她身上學到的東西，並且盡了自己最大的努力，以他個人的風格、習性，執行清理工作。

這樣的清理可以讓一個人的內在平靜下來。只要放鬆，我們可能會有覺醒的一天。我在我的書《覺醒的過程》中提到，開悟是經由神的恩典而來，那不是按個按鈕就能擁有的體驗。你無法大聲宣布：「我要靜心到覺醒爲止！」這樣的宣言來自小我，而小我必須退到一旁坐下，覺醒才有機會發生。

不過，讓我們回頭談談如何創立自己的宗教吧。

幾年前，我在一場會議中以荷歐波諾波諾爲主題，做了一場簡報。與會者都是個人成長領域中舉足輕重的人，其中許多人在幾十年前我破產、默默無聞且爲生活所苦時，曾經改變我的人生。

上台之後，我先展示了一塊白板——我最愛的工具和人生比喻——然後邀請台下的聽衆上來，在白板上寫下所有可以轉化自己的方式。在他們花了二十分鐘寫下答案之後，我問道：「現在白板變成怎樣了？」

白板被滿滿的黑色字蓋住，完全看不見了。

「我在這裡要提出一個看法：你們那些幫助人們改變的方法，事實上很可能阻擋了來自神性的靈感。」

然後，我說了修．藍博士的故事、那間精神病院，以及荷歐波諾波諾。我一邊說話，一邊把白板上的字擦掉，等到我講完時，我們又可以看見白板了。

我們回到了「零」。

修．藍博士對如何創立宗教的說明，正好符合大部分作家、講師、老師、協助改變的指導員及其他人所做的事。當然，我們相信自己是在幫助他人，也通常是這樣沒錯，然而從更高層次的觀點來看，我們眞正想要的，其實是保持開放，讓靈感可以在我們的心中低語，而我們也能夠聽見。

換句話說，如果我相信幫助他人的唯一方法就是吃胡蘿蔔蛋糕（這的確有幫助，相信我），那麼無論何時，只要我聽到有人碰到問題，我就會建議他吃胡蘿蔔蛋糕。

荷歐波諾波諾的追隨者通常也是如此。他們忘了荷歐波諾波諾只是衆多方法中的一種，而不是終極的自我成長或靈修法門。它是設計來幫助你清除所有干擾——也就是修．藍博士所說的程式——好讓你有空間接收來自神性的靈感。

我和修．藍博士的書《零極限》大獲成功，讓爲數衆多的人知道了荷歐波諾波諾。不幸的是，這也讓一大群羊聚集在一起。當然，不是所有人都那樣想，還是有人發自內心地相信自己正在做的事。但有沒有可能他們就像一個開悟者的信徒——開悟者本人覺醒了，信徒卻沒有？

如果真是如此，你還剩下什麼？你怎麼知道該跟隨誰的腳步、該買什麼、該做什麼事？

你只剩下清理。

清理的時候，你消除了心智中的資訊，讓心智得以清淨；而當你處於清淨狀態時，你就會知道了。

寫下與你想清理的問題有關的一切

這裡還有另外一個方法，讓你可以到達那樣的狀態。

莫兒娜教過，你應該拿出一張紙，然後把跟你正在清理的問題——無論那是什麼——相關的所有人、事、地、物統統寫下來。

她說：「這樣你的潛意識會比較能掌握整個狀況，而你也會比一開始描述時更明白問題是什麼。」

寫完之後，你就對著那張紙唸誦莫兒娜的清理禱文。

舉例來說，假設你和一起工作的某個人之間有問題，第一件事就是要明白，問題在你裡面，而它在你的心智中以你對那個人的看法出現。被按到的按鈕在你之內，外在那個人只是觸發了它。正如修．藍博士經常說的：「你有沒有注意到，每當你有問題時，你都在場？」

接著，寫下跟這個問題有關的一切：那個人的名字、你的工作內容、公司名稱和地址，以及其他你想得到的任何事物。你這是在把這個問題的所有成分寫在這張紙上，就像莫兒娜指出的，這麼做能夠幫助你內在的心智掌握整個狀況。

然後，對著這張紙唸誦莫兒娜的清理禱文，最好大聲唸出來，而且至少唸四次。結束之後，把紙撕碎或燒掉。

讓自己平靜下來，等待神性處理細節。祂會的。

「零」眞的那麼重要嗎？眞的有必要回到白板原始的白淨狀態嗎？

修．藍博士認爲「零」是一種表達神性的方式，其他人則談到「零頻率」。而對我來說，「零」是「空」或「無」，在那裡面，不存在想法、信念或資訊。它在背景裡見證生命，讓靈感可以從源頭傳遞給你。

我知道這個概念讓你大爲震驚，所以請容我再解釋一下。

我在念高中時，碰到一位名叫隆．波西、特立獨行的代數老師。我初中時的代數不及格，但有了波西老師之後，我在高中的代數課全部拿A。他是個教學天才。

他會站在教室前方問：「零重不重要？零是不是代表什麼都沒有？」

接著，他在黑板上寫下數字「一」，然後說：「給我六個零放在這個一後面，我就有一百萬了！」

是的，零也是有用的。

不過，你眞正想要的是**處於零的狀態**。

現在就讓我帶你去吧。

荷歐波諾波諾的奇蹟

要釋放能量，以吸引更多你想要的偉大夢想到來，你要做的第一件事，就是原諒生命中任何人對你做的任何事——而且最重要的，是要原諒自己。

——喬·維泰利

二十多年前，我是奧修的信徒。他大膽且充滿爭議，我覺得他是個開悟的人。最近我讀到兩本有關他的書，一本是他的牙醫所寫，他曾經和奧修同住幾個月，另一本的作者則是一位女士，她曾經幫奧修管理他的組織多年，之後被關進大牢。他們其中一人筆下的奧修是神，另一個則把他描述成魔鬼。

我也是大衛·霍金斯博士的粉絲，他發明了一個叫作「意識地圖」的工具，而他的洞見對我有很大的幫助。但是不久前，我看過一本非常詳盡的科學類書籍，作者是霍金斯博士的死忠粉絲，也是爲他寫傳記的作家。他在書裡證明了霍金斯的意識地圖並不正確，而他創造意識地圖時所進行的測試也有漏洞。

究竟誰是大師？

這才是真正的問題，而且是個很應該問的問題。

畢竟，在一個賦予專家身分太多價值的文化裡，就會出現一大堆端著各種互相矛盾的資訊的專家。該聽誰的？他們可不像電影《古馬瑞》裡那個年輕的印度男子——在美國長大的他偽裝成大師，有了一群追隨者，最後卻揭穿自己是個冒牌貨，說他是自己的大師。

事實上，有時我們可以看到自己崇拜的偶像在後台是什麼模樣，就像我看到奧修和霍金斯一樣，但有時我們看不到。這是個很好的提醒，要我們遵循內在的指引。畢竟，你怎麼知道該信任誰、該聽誰的話？最後你還不是得相信**自己**、聽**自己**的話？

荷歐波諾波諾的重點是什麼？目的是什麼？夏威夷的傳統說荷歐波諾波諾是一個寬恕的儀式，修．藍博士說我們來這裡唯一要做的就是清理，他的老師莫兒娜則覺得我們是來這裡療癒的。胡那及荷歐波諾波諾的各個小派別都有自己的答案。

我也有我的。

在我的世界觀裡，真正的荷歐波諾波諾是一種幫助你達到平靜的方法。它是個消除老舊程式、信念和其他資訊的工具，讓你能夠處於此時此地，並接收來自神性的靈感。它最主要的目的就是原諒所有時間和地點的所有事——以及所有人。雖然我每天都在實行，但也知道它並非唯一的工具。它只是許多工具中的一種。

神性就在你裡面

我曾經在一場簡報中指著一個大型白板對聽衆說：「這就是沒有程式的你。你是純淨無染的、你在『零』之中。在那裡，你可以接收靈感。」

接著，我請聽衆注意自己的身體。身體覺得舒服嗎？有沒有人覺得哪裡不舒服或哪裡會痛？我解釋說，雖然他們感覺得到自己的身體，但他們並不是自己的身體，而是和身體分離的。他們可以看著身體的一舉一動，而不必眞的是自己的身體。

你也許會在此刻問問自己你的身體還好吧。很顯然，你擁有一具身體，但因爲你觀察得到它，你實際上一定不會**是**它。

然後，我請聽衆注意自己的念頭。他們在想什麼？在我說話時，他們的大腦不停地轉動。他們一方面聽我說話，另一方面也在心裡評論。如果他們能夠感覺到自己的念頭，就表示他們某種程度上並不是自己的念頭。他們和念頭是分離的，可以觀察自己的念頭。

那你呢？閱讀的時候，你也在思考——然而，你並不是自己的念頭。你可以注意到自己的念頭，就代表你和它們一定是不同的存在。

接下來，我請聽衆思考一下自己的情緒。例如，當我的演講很幽默時，他們會笑；而其他時候，他們會有不同的感受。如果可以感覺到情緒，他們就不可能是情緒——相反地，是情緒的觀察者。

再問一次，那你呢？你能感受到情緒。在讀這本書時，你可能就感受到了不同的情緒。無論如何，如果你有情緒，而且能夠描述它們的話，那麼某種程度上，你就不是自己的情緒。

「如果你不是你的念頭、不是你的身體，也不是你的情緒，」我問，「那你是什麼？」在許多靈性傳統中，「見證」這個詞形容的是所謂背景意識。在夏威夷的靈性傳統、在荷歐波諾波諾裡，這個背景被稱爲神性。有人稱之爲神，也有人稱之爲大自然，修．藍博士和我則稱之爲「零」。

無論你給它什麼名字，神性就在你裡面，而同樣的神性也存在你的朋友、家人、莫兒娜、修．藍博士和我之內。最大的目標是要和神性合而爲一——那就是開悟、就是覺醒。當你和一切萬有合而爲一時，就是和生命源頭本身合一了。

荷歐波諾波諾的奇蹟就是，它是個消除你與神性之間障礙的簡單方法。當我指著白板時，我指的是一個象徵。當你實行荷歐波諾波諾時，你就在朝著那白板或神性前進。當你與之合一時，你就能平靜；而當你到達那裡時，你就處於零的狀態了。

我知道有些人會說背景意識根本不重要，但是正如我有一次聽到教宗若望保祿說：「你認爲沒什麼的，對我來說卻是一切。」這個一切就是神性，而祂愛你，想要給你、你的家人和這個世界最好的。一旦刪除了那些干擾我們聽見神性的程式，並感受到祂無條件的愛，我們就能體驗到當下的奇蹟。

這就是荷歐波諾波諾的目標。

而這也是它的奇蹟——爲了讓你成爲自己的大師。

〈後記〉
掌握荷歐波諾波諾的訣竅

我們生活在一個受到信念驅使的宇宙。改變信念，就能擁有一個不同的宇宙。

——喬・維泰利

修・藍博士經常跟我說，當你處於「零」之中，靈感就會到來；而當你不在清淨狀態時，你所擁有的只是記憶——老舊的程式、信念、經歷，以及其他那些阻礙你的資訊。

有一天，我在放鬆和靜心時，突然接收到靈感，要我去查「洪」（Hang）這個東西。我知道，這毫無道理，當時我也這麼覺得，但修・藍博士教過我，當你在清淨狀態時，神性就會傳遞訊息給你。所以，我和所有現代人一樣，上網搜尋。

結果，「洪」是個樂器，是瑞士人菲利斯・羅賀納和薩賓娜・沙爾在二〇〇二年發明的。

老實說，它看起來像個幽浮，或是某種太空船。請想像把兩個炒菜鍋或兩個垃圾桶蓋子鑄在一起，然後在上面壓出一些凹痕——這不是最好的描述，但你大概知道它長什麼樣子了。當你用手拍打「洪」時，它會發出一種超脫凡俗、讓人放鬆的神祕聲音。

我想要一個。

不幸的是，因爲有太多人想要「洪」，僅有的幾家製造商都無法再接生意，它們的訂單都已經排到幾個月或幾年之後了。二手貨也幾乎沒有，不過我還是在 **eBay** 上找到了兩個。

其中一個是羅賀納和沙爾製作的早期版本，「直接購買價」是八千美元，起標價則是五千。我知道全新的一個通常賣一千五百美元，我才不想花好幾倍的錢買一個二手的。

而另外一個「洪」是義大利的，**eBay** 上的價格是七百美元。我內在有個聲音叫我下標，所以我仔細研究上面的照片，也看了一段某人彈奏它的影片，然後決定它就是我的了，而最後我也得標了。

那天稍晚，我收到一張金額是一千兩百五十美元的支票——正好是我在 **eBay** 買下「洪」的價錢。我把這件事看作我本來就應該擁有它的徵兆。一開始是靈感要我去查這個樂器，再來是我得標，然後錢就來了，所以我知道，它注定是我的。

爲什麼它注定是我的呢？我碰到了我的夥伴和吉他老師馬修．迪克森，跟他說了這件事，而就在我說話時，我發現可以用「洪」來創作一段旋律，然後把我唸誦莫兒娜清理禱文的聲音加進去。這個祈禱文和「洪」的組合會是個很強效、很令人放鬆、很全面的清理工具。

正如修．藍博士所言，當你在「零」之中時，神性就能直通你的大腦。我並沒有在尋找新的樂器，更別說是「洪」了。我根本不知道有「洪」這種樂器存在，甚至也沒有想要創作新的曲子，然而，我保持開放的心，無論什麼東西向著我來，我都敞開來迎接——而這個「無論什麼東西」就出現了。

修．藍博士常說，我們已經很富有了，卻不明白這一點，因爲我們的資訊蓋住了這件事。我們會擔心，我們找各種藉口，我們一下試這個、一下試那個，通常是出於恐懼。我們很少看見當下的奇蹟，並讓自己身處其中。

那可能就是荷歐波諾波諾的眞言了：「存在，並且越來越富足。」

你所需要的，就是掌握它的訣竅。

修．藍博士說過，荷歐波諾波諾的目標是完全的自由。

當你不再有任何資訊——想法、信念、程式——時，就有足夠的空間接收來自神性的靈感。

我寫這本書的目標，是要幫助你變得自由。

這一切從我開始。

願平靜與你同在。

獻上我所有的愛。

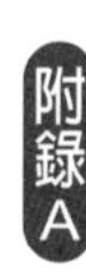

荷歐波諾波諾Q&A

Q：我每天要花多少時間實行荷歐波諾波諾？

A：一整天。一開始要刻意去做，一段時間之後，它就會變成你的習慣。我在寫這本書時也一邊唸著那四句話，它們就像我腦袋裡的背景聲音。

Q：實行荷歐波諾波諾時，需不需要想特定的問題？

A：如果有特定的問題就想；如果沒有，就不想。

Q：我每天都實行荷歐波諾波諾，但感覺起來事情好像變得更糟。

A：當你搖晃一個底部有沙子的水瓶時，那瓶水看起來會很混濁；等到那些沙子都被移除後，你會看到一些微粒在水面漂浮，要持續地清理。

Q：我可以幫其他人清理嗎？

A：你可以清理你對那個人的**想法**。如果你感覺到他或她有什麼問題，那個問題其實在你之內。清理你的內在。

Q：該如何用巧克力來清理？

A：吃它、聞它、舔它、用它來靜心。修．藍博士覺得這是個眞正的清理工具，但誰知道？說不定他只是想要一個吃巧克力的藉口。

Q：我可以用不同的順序唸那四句話嗎？我聽人家說順序很重要，然後又聽說順序如何並不重要。我很怕自己做的是錯的，也害怕我對這個清理程序的誤解會對結果有不好的影響。請問順序很重要嗎？

A：用什麼順序說那四句話並沒有影響，重點是要去說。順從自己的靈感，在心裡用你覺得最好的順序說那四句話，讓感覺引導你。在最後一場零極限活動中，修．藍博士把四句話縮短成兩句：「我愛你」和「謝謝你」。被那些話或其他任何事物困住，是另一樣你必須清理或清除的東西。那四句話只是一種清理工具，用來幫助你通往「零」，如此而已。害怕用錯它們這件事，是你需要清理的。

Q：我開始唸誦那四句話，實行清理的程序，我怎麼知道自己做的是正確的？

A：你已經在做這件事，這就是正確的。

Q：清理的時候，我該對誰說那四句話？我自己？我在清理的那個對象？我搞不懂。

A：不要對著其他人說。你是在清理你自己將外在的一切視爲問題的那個部分，這和其他任何人或事都無關。外在的一切只是觸發物，讓你想要改變某些事物。再次重申，你要改變的不是外在，而是內在。你用那些清理的句子來做這件事，你說話的對象是神性，而不是其他任何人。

Q：有問題時我會進行清理，這時我要專注在那個我想清理的問題或人身上嗎？假如我兒子有問題，我想幫他清理，那麼如果他沒有允許我清理他，我這樣做是在侵犯他的私人空間嗎？

A：這和前面那個問題很類似。再說一次，不要把焦點放在另外一個人身上，而是要專注在自己身上。問題不在外面，是在你裡面。當你體驗到問題時，你專注其上，而你總是在自己之內體驗到問題。正如修．藍博士常說的：「你有沒有注意到，每當你有問題時，你都在場？」問題在**你之內**，那就是你應該專注並清理的地方。你是在請求神性移除當你向外看到問題時，你內在感覺到的那股能量。

Q：我能不能只說「我愛你」？

A：當然可以。

Q：「對不起」這句話是不是意味著歉意或悲傷？宇宙中的每樣事物都是完美的，我到底有什麼好抱歉的？我不喜歡說這句話。

A：你必須爲自己的無意識說「對不起」和「請原諒我」。這和悔恨、罪過、羞愧或指責無關，而是要讓你了解到，你一直都在「沉睡」。當你在商店裡撞到別人時，你會說：「對不起。」爲什麼？因爲你犯了錯，你在無意識之中做了某件事。

當你對神性說那四句話時，就是在讓神性知道你是無意識的。「寬恕」是你所擁有的一個非常強大的轉化工具，如果不願意爲了自己的無意識請求原諒，你很可能也會阻礙神性之流在你生命的其他領域流動。

有一次我問修・藍博士，我要跟那些不想說「對不起」的人說什麼。結果他說：「告訴他們不一定要說。」

Q：如果我在清理的時候感到憤怒呢？

A：清理你的憤怒。

Q：我是不是必須一直清理，到我死的那天爲止？這好像有點累人，而且要處理的量實在太大了。有沒有其他辦法？

A：這個世界有太多資訊——程式、信念和負面事物——所以我們面對的挑戰是一輩子的。是的，你必須不斷地清理，但是，這到底有多難？你只是要在心裡說「我愛你」和「謝謝你」而已啊。此外，在最後一場零極限活動中，修・藍博士提供了一個捷徑：由於你的內在小孩擁有你潛意識裡的所有資訊，因此你可以教內在小孩如何清理，這樣一來，當你的意識忘記清理，或是需要休息一下時，你的內在小孩無論如何都會全年無休地清理（詳見附錄D）。

Q：我的內在小孩叫什麼名字？

A：任何你想要叫的名字。

Q：清理自己的公司、房產之類的東西時，是不是一定要在現場對著它說話才能清理？我需不需要說地址？

A：地址會有幫助，照片也是，但你人不需要在現場。

Q：當我想到我有一個問題，我不應該把問題說出來，而是應該先停下來、清理，然後了解到有這個問題的不是我，正在發問的，其實是我的記憶或資訊？

A：是的。

Q：清理自己如何能夠幫助這個世界到達零的狀態？

A：你就是這個世界，平靜從你開始。如果要等某人比你先快樂，那麼你就沒有抓到重點，而且你的心智還是不清淨。先從你自己開始做起。

Q：我們怎麼知道自己已經到達零的狀態了？我們會知道嗎？到達零的狀態就是目標嗎？一旦到了「零」，會一直停留在那兒嗎？或者需要持續努力？修・藍博士在零的狀態嗎？

A：等你到了那裡，就不會再問問題了。

Q：我已經實行荷歐波諾波諾幾個星期了，但什麼都沒有發生。

A：什麼都沒有發生？眞的嗎？你怎麼知道？有太多事情在你的意識之外發生，讓你無法察覺一絲一毫。抱持信心吧。

Q：如果那四句話就是我需要的一切，那些荷歐波諾波諾商品，以及靠賣那些東西賺錢的人又是怎麼回事？我的看法是，利用靈性牟利實在很讓人倒胃口，而且反而會讓我質疑荷歐波諾波諾是不是眞的有用。

A：認爲有人靠靈性牟利這種想法，代表你認爲錢是不好的東西。錢並不壞，事實上，金錢沒有所謂好壞，甚至可以說，錢也是有靈性的。如果每樣事物都屬於神性，爲什麼錢會是例外？那些商品是爲了幫助你，如果你不想要，就不要買，爲什麼要批評那些開發商品來幫助你讓自己感覺更好、更清明、更快樂的人呢？那些人是在服務你。批評這件事不好或沒有靈性，聽起來就像一個需要被清除的限制性信念。

Q：喬．維泰利和修．藍博士什麼時候會再舉辦另一場研討會？

A：等到修．藍博士不退休的時候。

Q：我怎麼知道要清理什麼？

A：清理你的不知道。

Q：實行HA呼吸法時，要用嘴巴吐氣嗎？還有，在做HA呼吸時，是不是應該把焦點放在那個我們想要清理的記憶或問題上，或者應該只專注於呼吸？

A：讓問題留在背景裡，專注在呼吸上面就好。

Q：我的女朋友和我分手了，我能不能用荷歐波諾波諾讓她回心轉意？

A：不行，但你可以用它來清理自己的沮喪、悔恨，或是失去的感覺。你的女友是一個內在程式的外在顯現，你還會再吸引到另一個人的，這個世界有幾十億人呢。

Q：荷歐波諾波諾能不能療癒和改造一個我覺得很不爽的人？

A：不能。它可以療癒的是**你**，當你療癒了，外在世界的那個人可能就會改變。

Q：我要如何運用荷歐波諾波諾改變自己的財務狀況？

A：清理讓你對自己的財務狀況覺得不安的一切。跟發展中國家，以及那些甚至沒辦法買這本書來讀的人相比，你已經很富有了。

Q：我很想多學些荷歐波諾波諾的東西，並且教別人這個清理的方法。我在哪裡可以找到更多資訊？

A：沒有什麼可以教別人的，你應該在自己身上下工夫，讓你的生命成爲一個靈感。其他人不需要知道任何有關清理的事，只有你需要。修．藍博士用了二、三十年的時間清理自己，他公開地說，他活著的唯一理由就是清理。其他人有沒有清理並不重要，重要的是**你**在做。我在活動中經常碰到的狀況是，大家聽到問題時，就會建議別人：「你應該清理它。」錯了，每當你聽到問題，那就是**你的問題**，需要你去清理。你只要立刻開始清理就可以了。事實上，永遠不要叫別人清理，因爲無論你聽到或經歷到什麼，都是你要去清理的。

附錄B

白板靜心法

一棟切開成兩半的房子會倒塌，這個道理適用於國家、社區、組織及家庭，對個人也是。在「人類」這棟房子裡，個人是公分母，當個人被分裂時，房子也就分裂了。

——伊賀列卡拉．修．藍博士

（在第二場零極限活動接近尾聲時，我舉行了一場私人靜心。因為這場靜心非常有啟發性，也非常強大，所以我想把這一段放在書裡，與你分享。）

靜心不是花一個小時坐在那裡，而是你生活的方式。我以前有一件T恤上面寫著：「靜心不是你以爲的那樣。」我很愛這句話。

我們在這裡談到的第一個層次，也是我現在正帶領你進入的——因爲靜心已經開始了——就是越過你的思考。想想過去這個週末，然後想想那塊白板。你可以假裝這裡有一塊白板。慢慢地，在你覺得舒服的時候，你可能會想要閉上眼睛。就讓它閉上吧，然後在你的心智中讓一塊大型白板成爲背景。如果沒法看得很清楚，就想像你把椅子往前拉一點，或者你伸手向前把白板拉近你一些。

你有了白板，而我一邊說話，你一邊坐著呼吸、放鬆時，開始有東西寫在白板上。就讓那些東西來，然後讓它們去吧——不必去注意任何事，特別是現在。就讓白板成爲你的體驗的背景。事實上，你並不是你的念頭，所以就任它們來來去去，像雲朵飄過一般。你不是你的情緒、不是你的感覺、不是你的身體——事實上，你就是那塊白板。

花一點點時間去感覺、去看見、去體驗那個背景，那塊白板，那個是你的本質的見證者。你聽見的聲音、湧現的感覺和念頭，就讓它們過去。你不需要注意任何事，什麼都不用做，你只是在學習當一個見證者。

在活動舉辦的週末期間，你會發現我在白板上寫東西之後，總是會把上面的東西擦掉。當我們離開時，房間裡那塊白板又會回復到一塊上面空空如也的白板。

如果你的身體有任何地方感覺到一點點不舒服，不管是坐在椅子上或坐在地板上，你可能會在心裡說：「我的身體覺得有點不舒服。」同樣地，讓這個感覺過去。當你放輕鬆，閉上雙眼，在自己之內享受當下這一刻，享受你與白板的連結、與神性的連結時，請你想一件你想要擁有的東西、想要做的事，或是你想要成爲的樣子。它可以是很小的事，例如一頓很棒的早餐或午餐，也可以很重大，像是一棟房子、一段關係或一次療癒。什麼都可以，就讓它出現。你不必去想，自然會有某樣事物浮上表面，讓它冒出來吧。

當那樣事物浮現時，稍微注意一下就好。你對它沒有執著、沒有依戀，只是允許它處於你的覺知之中，欣然接受在你人生中擁有那樣事物的體驗。當你擁有、去做，或是成爲那樣浮現在你覺知中的事物時，感覺如何？看看你能否將那一刻具體化。注意，白板依然在你後面，你還是可以與之合一。它代表的是神性，而我要請你做的是，允許那樣你想成爲、去做或是擁有的事物飄到白板上。無論它看起來是什麼樣子，就讓它融化、傳送或轉移到你的存在的背景中。放手讓它去吧，你已經把你的請求移交給白板了。

當你閉上雙眼坐在那兒時，如果要用一個字形容那塊白板，應該會是「愛」。讓愛的感覺浮現在你的身體、你的覺知、你的存在裡。無論那給你的感覺是什麼，去感覺愛。感覺你與神性的連結，藉由允許那個連結存在來感覺它。念頭來了又去，我的聲音來了又去，身體的覺知來了又去，情緒來了又去，而這一切背後，是眞實的你。

將注意力放在呼吸上。把氣吸進來，把氣吐出去，用最適合你的節奏吸氣、吐氣。在呼吸時，想像能量從地球、從宇宙的核心傳入你的雙腳。能量從你的腳底開始向上傳遞，經由腳踝、雙腿，緩緩向上。你可以感覺這股能量在向上移動。

如果一開始感覺不到，就用想像的。只要想像你在呼吸時，能量正從地球往上傳送，透過有形事物連結你和神性。它往上經過你的身體，經過你的心，經過你的喉嚨、你的頭，然後從你的頭頂進入這個房間。能量透過你的腳底向上傳送，它在清洗你，從內在清洗你，並讓你充滿能量。

這股能量可以提供燃料給你想要成爲、去做或擁有的那樣事物，那樣從白板浮現的事物。讓這股能量透過你的雙腳向上傳送。當它經由你的雙腿往上時，你身體的中段也許會覺得麻麻刺刺的。你可能會感覺到振動或震顫，那會是你獨有的感受。讓能量透過你的雙腳向上傳送，經過身體，然後從頭頂出去。你成了神性的音叉。

我要請你伸手觸碰旁邊那個人的手，如此一來，當這股能量在流動時，我們所有人都可以手牽著手分享它。房間裡有一陣嗡嗡聲，你的身體裡也是，讓它像一股電流般通過這間房間、通過這個身體的連結。這股能量來自神性，經由地球、經由你的身體，從你的頭頂和手出去。這間房裡的所有人都共享著這股能量，它在清理你、在給你能量，在幫助你實現你說你想要做、想要擁有、想要成爲的那樣事物，而這一切背後，就是那塊清淨的白板。你就是神性。

你可以默唸：「我愛你。」只要說這句話，它就會擴散到整個房間，觸碰到每個人的心，幫助療癒和清理所有人。透過我們，它將延伸到宇宙。「我愛你。對不起。請原諒我。謝謝你。我愛你。對不起。請原諒我。謝謝你。我愛你。對不起。請原諒我。謝謝你。」

歡迎停留在當下這個體驗中，想留多久就留多久，什麼時候想睜開眼睛都行。

「我愛你。我愛你。我愛你。我愛你。我愛你。我愛你。我愛你。我愛你。」

我在這裡進行的這個靜心，首先是要幫助引領你走向神性，走向我所謂的白板——我覺得將神性稱為白板，可以讓事情簡單很多，因為你可以想像在上面寫東西，再把它擦掉。不過其次，我想要帶你到白板那裡，讓你和白板產生某種連結。我學到的是，當我和白板有所連結時，就能向神性提出請求。

重要的是要了解到，當我提出請求時，那並不是一項需求、不是一種執著，也不是一種依戀，而比較像是「如果我可以擁有這樣和那樣的體驗，該有多好！」這種請求。這請求完全沒有必要發生，也完全不急迫，比較像是我坐在神的大腿上，然後說：「我可以擁有這個嗎？」我是透過感覺、想像和聚焦來傳遞請求的，這就是為什麼我請你去感受你已經成為你想要成為的人、已經做到你想要做的事，或是已經擁有你想要的事物時是什麼感覺——無論你想要的是什麼。你是將它化為一種感受，呈現給神性。

然後我便退開，因爲你已經將自己的請求送出去了。沒有執著，沒有依戀，你只是送出請求，然後離開，繼續進行更多清理。「我愛你。對不起。請原諒我。謝謝你。」我將你帶回白板那裡，然後在那個時間點，我受到啓發，覺得應該將能量帶入自己的身體。

我已經感覺到它在我身體裡了，也感覺到要和大家分享。這就是爲什麼我要引導你去想像能量通過你的雙腳向上移動，連結你與神性，並幫助你成爲一個擁有肉身體驗的靈性存有，然後我就是放手讓一切發生。我也覺得受到啓發，要讓大家手牽著手、碰觸彼此來連結在一起，創造出這個能量回路，然後我允許一切存在。

現在，我要讓你去那個你已經前往的地方，並離開那個你出發的地方。你們其中有些人還在那裡，那也沒關係，因爲一開始我就說過：「靜心不是你以爲的那樣。」此外，我也說了：「靜心不是花一個小時坐在那裡，而是你生活的方式。」你依然在靜心，當你離開這個房間時，也還是在靜心。正如我說的，你在走路時，也可以用靜心的方式來走。

請帶著平靜離開吧。

附錄C 訪問喬・維泰利

（以下是我接受「高峰人生出版社」的柯瑞・巴撒羅巴訪問的內容，主題是《零極限》和荷歐波諾波諾。）

柯瑞：維泰利博士，你把自己的荷歐波諾波諾體驗寫在《零極限》裡。荷歐波諾波諾的什麼東西使你注意到它，讓你想要寫一本跟它有關的書？

喬：引起我注意的，是一件我永遠不會忘記的事。我第一次聽到時，覺得這可能是一個謊言或類似都市傳說的奇蹟故事，而且這個謊扯得非常大，簡直是漫天大謊。

我的一位朋友告訴我，有個治療師在夏威夷協助治癒了一整個醫院裡患有精神疾病的罪犯。但重點是，他在完全沒有直接接觸那些病人的狀況下就治癒他們，運用的是某種不尋常的夏威夷療法。

所以，這是個不用手的奇蹟治療，因爲那些人全都是患有精神疾病的罪犯，都被關在精神病院裡，而那位治療師以某種方式治好了他們，所以我想，我一定得知道這件事到底是不是眞的。而且重點是，如果這是眞的——當時我還不知道，懷疑根本不是眞的——那麼一定要有人把這個故事說出來，因爲這件事實在太有啓發性了。如果一間有那些病人和那些問題的大醫院都能被療癒，那麼你、我，以及其他生活在這個地球上的人那些相較之下微不足道的問題，也一定可以被解決。

所以，我受到這個故事啓發，想要知道它究竟是不是眞的，而且很想告訴別人，也想要學習。

柯瑞：那麼，你在調查時發現了什麼？

喬：我第一次聽到這個故事時，並沒有去調查，而是把它放了一年。我是個心態非常開放的人，但同時也很多疑，想要更多證明，但告訴我這件事的朋友提不出任何證明。他什麼都不知道，也不曉得要去哪裡問，手上沒有一本書或一個網站可以給我看，所以我接下來的一整年都沒有理會這件事。第二年，他又跟我說了這個故事，我開始覺得這是個徵兆，我們一定得開始搜尋這件事。他和我找來一部筆記型電腦，開始研究。然而，我們幾乎找不到任何資料，只找到幾個名字，而且我們甚至不知道這些是不是那位治療師的名字。但重點是，我的追尋就此展開。

我開始更深入地挖掘此事，最後找到了那位治療師，也找到他的電子郵件地址，便寄了郵件給他，然後和他通了電話。

在這麼多次通話中，最令人難忘的就是第一通電話。

柯瑞：我可以想像那一刻的你一定既興奮又謹慎，一定抱持著審慎的樂觀心情想要知道：這究竟是不是眞的？

喬：那個時候什麼感覺都有，熱情、興奮、好奇、希望和靈感，各式各樣的情緒。同時我也沒忘記要扮演記者的角色，發問各種尖銳的問題：「這件事是眞的嗎？」「那間醫院在哪裡？」「你到底做了什麼？」

我把這個過程寫在《零極限》裡，但最有意思的是，他告訴我那個很特別的夏威夷療法，而那完全超乎我的經驗範疇。我在形而上學領域做過各種研究，也寫書探討靈性、觀想、肯定句、奇蹟和魔法之類的主題，但他說的話是從一個完全不同的層次理解生命，以及我們與神性的連結。

在那通電話裡，他說他將要帶領一個工作坊，所以我和那個告訴我這件事的朋友就一起去參加了。

柯瑞：你在講電話時，是不是就感覺到你已經踏入一個令人興奮的領域？

喬：絕對是，而且我所有的問題都得到回答。我並不完全了解那些答案的意思，但至少我的問題獲得了解答。而且，我去參加了那個工作坊，和那位治療師——伊賀列阿卡拉·修·藍博士——見了面。

我一見到他就喜歡上他，在工作坊期間就和他聊到一起寫一本書，但他並不想這樣做。

那時他表現得相當抗拒，說這本書應該由別人來寫，他在那個時間點並不想寫書。

但我還是很好奇。我很想學習那個夏威夷療法，然後應用在自己的人生裡，也希望學會了之後和其他人分享。

柯瑞：所以，你在那個叫作「荷歐波諾波諾」的療法裡發現了什麼眞正讓你很興奮的東西？

喬：其實有兩、三件事。第一是它很簡單。你只要在心裡對自己說四句話，就可以解決你在人生或這個世界裡感知到的所有問題。

荷歐波諾波諾的中心思想就是，你要爲自己生命中的所有人事物負責。

這是個需要花點時間消化的概念，而我之所以覺得興奮，是因爲這表示我們本身就有這個能力。你不必依靠他人，不必改變他人，或是去購買任何產品或服務。

這是一個內在的工作。我喜歡這個想法，這是一種讓人覺得自己有很大力量的感覺，而且你不再是任何一種形式的受害者，要對一切事物負完全責任，所以這個方法很吸引我。

再來，從說那四句話開始對我而言實在太容易了，以致到了今天，它們已經變成我心智裡的背景聲音。

然後，我覺得第三件讓我覺得興奮的事情是，我聽到許多人分享自己因爲實行荷歐波諾波諾而改變了人生的故事。

第一個、也是最重要的故事，就是修．藍博士治癒了那些患有精神疾病的罪犯。

聽到這個故事時，我興奮極了。這其中有多大的可能性啊！大家所面臨的挑戰，說不定都可以藉由這個簡單、不尋常、發音困難的瘋狂方法解決？

柯瑞：一點都沒錯。大家可能沒注意到，修．藍博士幫助了那些人，卻從來沒有見過他們。他清理自己來治療那些人的問題，這就是這個方法的神奇之處。

喬：這裡要說得精確一點——他見過那些人，只是不像正式看診那樣。換句話說，他會在醫院走廊上看見那些病人，因爲他是被找去醫院工作的，所以必須待在精神病房裡，然後就會看見那些病人，但不是以正式看診的形式。

他不像傳統治療師那樣見那些病人，讓他們坐在自己對面，然後開始談話。他完全沒有做這樣的事。

他只是看著他們的病歷，一邊看，一邊感受自己內在出現的各種東西，可能是憤怒，也可能是狂怒，可能是羞愧，也可能是沮喪、不快樂等等，任何他感受到的情緒。

他承認那些東西的存在，然後問自己是怎麼把它們帶進生命裡的。他爲發生在自己身上的所有事負起百分之百的責任。

患有精神疾病的罪犯現在就存在他的現實之中，他對此負責，去感受自己內在出現的痛苦，並進行他所謂的**清理**。他清理那些感覺，而當他清理了自己，並且覺得好多了之後，那些病人也開始好轉了。

柯瑞：許多人想要知道你的經歷，請你舉一些例子，說說看你在實行荷歐波諾波諾之後有了哪些改變？

喬：這很容易，因爲實在太多了。我現在一天二十四小時、每天都在實行荷歐波諾波諾，這件事已經自動自發到連我睡覺時也在進行。

換句話說，我就連此刻都在說著那四句話，我在和你說話的這個時候也在清理。這有什麼作用？首先，這麼做可以讓我平靜下來，我在盡最大努力移除所有的舊程式。

「程式」是修．藍博士在《零極限》中經常使用的說法，指的是信念、負面想法、過去的能量堵塞、思想形式，以及阻礙我們處於當下、讓我們無法平靜的種種事物。而隨著清理，有越來越多讓人驚歎的時刻出現在我的生命中。

其中有一些很難形容。過去的我會全神灌注於自己正在做的事情上，總是想戰勝一切，但這段日子以來，我已經放鬆很多。這裡有個例子：我幾年前第一次參加修．藍博士的工作坊時，開始出現尿道感染的症狀，我自己有感覺就快要發生了。我心想，好吧，就來用那四句話好了，所以我開始說：「對不起，請原諒我，我愛你，謝謝你。」察覺到身體上的狀況時，我就是持續專注其上、專注其上，然後症狀就消失了。問題不見了、消失了，而我完全沒有做其他任何事。

我沒有吃藥、沒有去看醫生、沒有去醫院、沒有喝大量的水，甚至沒有做任何一件你可能會做的那些理所當然、很簡單的事，我只是做了我在《零極限》學到的事情。

這就是我一開始運用的地方。接著，我開始把它用在發生在我身上的任何事。例如有一次，某人寄了一封怒氣沖天的電子郵件給我，我不記得原因是什麼了，其實也不重要。

這就是清理的重點之一，甚至這些能量堵塞出現在哪裡也不重要，只要它們一出現，你就應該去清理。

所以，我沒有回覆對方。過去的我一定會這麼做，我一定會找出他的立場何在，然後從我的立場出發去說服他，盡我最大的努力讓他冷靜下來。

但是，我完全沒有這樣做，我只是坐下來實行荷歐波諾波諾：我愛你，請原諒我，對不起，謝謝你。我把他放在心裡，在心裡持續這麼做，一直到我感覺平靜為止。

然後，我回去繼續做我的事。我檢查了我的電子郵件信箱，發現他寄了第二封信來為他的第一封信道歉，而我從頭到尾沒有回覆那封信。這就好像問題在我沒有採取任何外在形式解決方案去處理的情況下，就被解決了。

柯瑞：這些是很好的例子，就像你說的，這讓人非常想知道它還有什麼可能性。如果用如此簡單的技巧就能出現這樣的結果，這暗示著什麼？實在讓人非常興奮。你已經把這個方法教給許多人，那你的學生有沒有告訴過你什麼實際的例子，可以證明此法真的有用？

喬：有一個我剛剛想到的故事。一位醫生有個雙胞胎兄弟，他的兄弟突然生病死了，而那位醫生在痛失親人、痛失雙胞胎兄弟的情況下，一定會牽動各種感覺，像是「接下來就輪到我了」。

所以他非常害怕、非常哀痛、非常沮喪，然後，他遇見了《零極限》、遇見了荷歐波諾波諾。這時的他已經走投無路，所以姑且一試。

他開始運用那四句話，盡其所能地學習荷歐波諾波諾，並應用在自己的悲傷上。結果，他很快就解決了他的問題，而且最後變得非常快樂、非常堅強，於是又回去工作了。他的人際關係和健康狀況非常良好，事實上，他在實行荷歐波諾波諾時爲自己的健康做了更多。

我自己幾年前也失去過配偶，所以知道這種悲傷有多深刻，而且往往會持續很長的時間。而這個人經歷過這一切，且恢復得很快。

也有些人把荷歐波諾波諾用在別的事情上。我知道有些人把它應用在一直沒有起色的生意上，也聽說有人用荷歐波諾波諾治療自己跟金錢有關的恐懼，治療害怕收入減少的恐懼，治療害怕事業不成功的恐懼。

所以，那個人開始實行荷歐波諾波諾，然後向我回報說他的生意變好了，但重點是，他並沒有做任何事來讓生意變好。

我本來建議他做點廣告，寄一些行銷電子郵件和廣告信件之類的，但他並沒有這麼做。他只是在自己身上下工夫，用荷歐波諾波諾清理他對自己生意的感覺，以及他與金錢的關係。結果，在完全沒有採取任何傳統行銷手法的情況下，他的生意變好了。

也有人把它應用在人際關係上，這我經常聽到。我記得有位女士在最後一場零極限活動中提到她和姊姊之間的關係一直不好，總是爭吵不斷。但那位女士學了荷歐波諾波諾。有一次，她坐在姊姊對面，她姊姊正在針對太陽底下的每一件事發牢騷。一般來說，這麼做只會毀了她們兩人的心情，但那位學了荷歐波諾波諾的女士坐在那裡，開始在心裡唸起那四句話。然後她注意到，她姊姊慢慢冷靜下來。她出現了變化，放鬆下來，並沒有像以前那樣大發雷霆或出現張牙舞爪的動作。

還有一位老師告訴我，他曾經在教室裡對某個學生使用荷歐波諾波諾。那個學生非常害羞、內向，在課堂上完全不參與。與其直接在上課時要求學生，那位老師只是坐在教室前方做自己平常做的事，只不過同時在心裡一邊想著那個學生，一邊實行荷歐波諾波諾。

他說那個學生開始參與、開始舉手，也開始加入課堂上的活動，而且越來越進步。他唯一能夠歸功的，就是在心裡唸的那四句話和荷歐波諾波諾。

柯瑞：很多人對於使用荷歐波諾波諾獲得某些特定結果很感興趣，比方說，如何有效運用荷歐波諾波諾創造財富？

喬：方法很多。我想大家首先要知道的是，實行荷歐波諾波諾是要化解你內在的問題，而不是改變任何外在事物。

每當有人看著外在世界，說他們因為不喜歡某人，所以必須改變和對方的關係，或者因為財務狀況看起來不太妙，所以必須改變它，從荷歐波諾波諾看來，他們是從錯誤的觀點看待問題。

你想要知道你為什麼會擔心自己的財務狀況，換句話說，你會聚焦在這個問題上。有個原因讓你專注其上，而那通常不會是令人愉快的原因。你會把注意力放在上面，是因為你很擔心。

荷歐波諾波諾就是要幫助你解除這份憂慮、這份擔心。當外在世界出現任何看起來像個問題的事物時，荷歐波諾波諾是你想要從百寶袋拿出來解圍的東西。

這就是它美好的地方。當你關照了內在那份憂慮，問題自然會解決。就我在自己人生中看到的，有關財富這個問題，往往會出現非常神奇的狀況，特別是在吸引金錢和財富到來這方面。

因爲實行荷歐波諾波諾，過去這幾年很多事情變得越來越容易。我不再專注於外在，而是把焦點放在自己之內。

我見過修．藍博士很隨興地花錢。有一次，我們一起吃午餐，吃完後到處走走，然後進去一家小店。他在那裡買了幾樣小東西，臨走前，給了收銀員二十美元的小費。

這可是件很不尋常的事，因爲那並不是餐廳。你會給幫你送餐、倒水的服務生小費，但那是一般商店的收銀員，他買了幾樣小東西，就給了人家二十美元小費。那個店員完全不知道該怎麼辦，因爲這實在太不尋常了。

修．藍博士看著我，微笑地說：「你知道的，宇宙會把那筆錢再送回來，這整個世界是如此富有。」這不只是一個肯定句，而是一種存在方式。他就是如此看待世界的。

所以，財富一直都在。當我們向外看時，看不見它的存在，這就是我們要去清理的問題。我們要清理自己對現實的認知，這樣才不會坐在這裡想：「財富什麼時候才會降臨在我身上？我什麼時候才會有錢？資金什麼時候才會進來？」

當你眞正去清理這個問題之後，你就會看著外在世界說：「哇，到處都是財富，到處都是機會，錢財從四面八方朝我而來。」這裡面有非常大的不同，但一切都從運用荷歐波諾波諾清理內在對任何憂慮的認知開始。

柯瑞：所以我聽到的不同之處是，通常一碰到外在的問題，大部分人都會試圖、甚至是被教導要從外面解決那些外在問題。而荷歐波諾波諾提供的則是另外一種看待問題的方式，從內在做起，找出問題在我們內在的什麼地方，而且它給了你工具去解決這個問題。我想這麼做會出現的結果是，一旦清理了自己的內在，我就能夠自由地去做平常的我不會做的任何事，創造出財富。又或者，我會遵循靈感，對過去我太過擔心或憂慮的事情展開行動，而這會開啓許多機會。我這樣說方向對嗎？

喬：你的方向沒錯，但我必須帶你更深入一點點，因爲首先，根本沒有外在的問題。這是我們在荷歐波諾波諾裡學到的第一件事：沒有外在的問題。修・藍博士最愛的說法是：「你有沒有注意到，每當你有問題時，你都在場？」無論何時出現問題，你都在。爲什麼？因爲你參與了該問題的創造過程——那個參與是個內在事件。

當你在自己之內感知到那個問題時，清理它，那麼你認爲的那個外在問題就會消失。它會轉化、會改變、會慢慢消退、會消解到你甚至不記得自己曾經認爲它是個問題。它會完全從你的記憶裡消失。

這就是清理的力量。所以舉例來說，當人們清理財富的問題、清理自己對財富的憂慮時，可能會抓住之前一直不敢採取行動的機會；或者，他們什麼都不用做，只要繼續過生活，按照平日的作息活動，財富就會來到他們身邊，因爲他們內在已經沒有任何東西阻礙財富的到來了。

另外還會發生一件事：你的認知會改變。當你向外看時——就像之前我從我辦公室的二樓向外看——看到的盡是美麗的樹木，彷彿這是個豐盛而欣欣向榮的宇宙。

但數十年前，當我還在貧窮和無家可歸的困境中苦苦掙扎時，我是看不見這片風景的。那時的我向外看，什麼都看不到，只看到問題，但那些樹一直在那裡，豐盛和欣欣向榮也一直存在。

所以，清理了內在的問題之後，我們的心智眞的會擴展，但事實上，是我們一直戴著的眼罩被移開了。它被移開後，我們就能看見擁有財富、金錢及其他更多事物的機會，無論那是什麼樣的機會。

柯瑞：這聽起來眞的很有用，因爲我絕對可以往裡面看，找到我感覺有問題的地方。但是，能不能放下那些問題，又是另外一個完全不同層次的事了。

喬：先在這裡停一下，因爲這個議題太大了。當我們在自己之內體驗到那些問題時，首先要記住，那是問題唯一存在的地方——**我們的內在**。問題不在我們外面。

你會認知到某個問題在外面，是因爲你用的是眼睛、耳朵和大腦這些東西。但所有輸入的資訊都在大腦裡，在你的身心系統之中。問題在我們之內，存在我們的心靈裡。

你可以聚焦在那個問題上，然後說：「我愛你，請原諒我，對不起，謝謝你。」這樣問題就會開始消散了。

當那個問題完全離開你之後，你不會再在自己的身心系統裡感覺到它的存在；當你向外看時，也不會看見它。它不在了，不是被解決，就是被移走了。你也許還是有工作得做，但一切都要在你的內在進行。

柯瑞：這裡還有一個和大部分人有關的問題：我該如何運用荷歐波諾波諾完全原諒某人？

喬：你一定要記住，這和對方無關，而是跟你有關，你眞正在做的是原諒自己。也許先仔細研究一下那四句話會比較有幫助。當我提到：「你只要說『對不起』『請原諒我』『我愛你』『謝謝你』那四句話，而且怎麼排列都可以，看你的感覺。」聽起來實在太簡單了。但是，你在說那四句話時，究竟在做什麼？對我而言，我在說的是：「對不起，我一直都這麼無意識；請原諒我沒有察覺到自己的程式、對事情的負面信念，以及過去的記憶。請原諒我，我很抱歉自己沒有以一個有意識的、負責任的方式警覺到我協助創造了我正在體驗的這個問題。」這才是你眞正所說的。

接下來是「謝謝你」。你在感謝的是神性——這是修．藍博士喜歡用的字眼，有些人可能想稱之爲神、道、生命或大自然，任何代表我們隸屬的那個更大能量場的詞都可以。你之所以感謝，是因爲祂從你的內在把這個問題清理掉了。

最後，我喜歡以「我愛你」當作結尾。雖然什麼樣的順序都可以，但如果用「我愛你」作結，你就開始回到生命的本質中（因為神性、宇宙的本質或你靈魂的本質就是「愛」），你再次與神性，以及你對神性的愛融合了。

所以，「對不起」「我愛你」「請原諒我」「謝謝你」不只是四句話而已，每一句背後其實都有不少能量存在。它們可說是開啟你內在感覺的靈性密碼鎖，讓你得以釋放那些感覺。無論是原諒某人的問題，或是你或其他人的健康問題，只要你覺得自己碰到的是個問題，就專注其上，在心裡對著神性說那四句話。

所以就很多方面來說，無論你問我的問題是什麼，我提供的大概都會是這個答案。

柯瑞：所以，無論經歷什麼問題或狀況，都是用同一個方式處理。了解自己在感謝什麼、對什麼感到抱歉，眞的很有幫助，因爲很多人寫信來說：「我在說『對不起』時，會覺得自己好像做錯事一樣，但其實我沒有做錯什麼啊。」所以他們不太願意說「對不起」。

喬：這是大家都會抗拒的事。我認爲，人們會抗拒的第一件事，就是對自己生命中發生的一切負完全責任。

這是非常重要的一件事，就如我在一開始說的，這麼做不會讓你感到恐懼，反而給了你力量，讓你得以自由地去解決正在發生，或你認爲正在發生的事。

另外一件重要的事就是「對不起」。這麼多年來，我聽過許多人提到他們不想說「對不起」，覺得這樣就好像自己做了什麼壞事或犯了什麼罪過，我和修．藍博士討論過這件事，他說：「這樣的話，他們可以改說『請原諒我』。」但就算是這句話，大家還是不願意講。

修．藍博士說：「那麼，他們不一定要說這句話，但比較好的解決方法還是藉由說『對不起』來清理問題。」

柯瑞：所以，當你說這句話時，無論出現什麼樣的感覺，你都會去清理。

喬：你會去清理的。當我對神性說「對不起」時，我並不覺得自己把事情搞砸了才這麼說，我只是覺得我一直都沒有處於有意識的狀態。我們都被自己的無意識心智驅使，我們的意識只是冰山浮出水面的一小角而已。無意識心智是艘動力船、是核子反應爐、是所有資訊與程式的倉庫，而我們並未察覺到自己的無意識心智裡有些什麼。

所以，我們經常無意識地做出某件事，無論是之後我們自己發現，或者被人指了出來，或者我們也許認為自己和某人發生問題，我們都無法看見自己是如何在毫無意識的狀態下參與了這個問題的創造。所以我說：「對不起，我沒有察覺到這件事；請原諒我不知道自己的無意識心智裡有些什麼，但現在讓我們好好地清理；謝謝你療癒這個問題、清理它，把它清除乾淨，我愛你。」

柯瑞：如果我發現我不小心傷害了一個自己很在意的人的感覺，冒犯了對方，我也會為自己的行為說「對不起」。即使我不是故意那麼做的，我還是會覺得想要說「對不起」。

喬：這就是我們說這句話的意思。我們無意中做出某種行為或出現某種想法，因而產生這種我們不喜歡的感覺。「我為此感到抱歉，我並不知道會發生這樣的事。真的很對不起，請原諒我。」

柯瑞：就這個思路來看，負責任的確是個很重大的議題。大部分人都對「我要負責任，這是我的錯」這一點感到困惑，因爲這會帶來罪惡感。你能否告訴大家該如何區分？

喬：好的。當我們爲發生的一切負起責任時，我們無論如何都不必受到責怪。眞的要責怪，可能會是因爲你故意對自己或其他人做了某件事，但即使是這樣的狀況，我也不確定如何看待才會是正確的方式。

我們眞正要做的，是爲生命中出現的情緒負起完全責任。多年前有個電視廣告，我永遠記得廣告裡那個人的台詞：「你的問題不是你的錯，卻是你的責任。」

我一直很喜歡這句話，因爲它說得很清楚：你不需要被責怪，根本沒有人指著你的鼻子說都是因爲你有抽菸的問題或其他什麼的，你會抽菸並不是你的錯，卻是你的責任。

這句話等於把問題交到你手中，現在你可以自由決定你該怎麼辦。

柯瑞：如果你覺得這是別人的錯，或者認爲其他人應該爲你的人生負責，你就完全沒有可以處理這個問題的力量了；但假如負起責任，你就有力量能夠眞正去做一些改變。

喬：是的，而且這眞的有用。我可以舉個例子。瑪貝爾．卡茨是教導荷歐波諾波諾的老師，而她之前是跟著修．藍博士學習這個方法。她四處旅行，寫了幾本書，同時也是個稅務律師，或是記帳士，我不太記得了，但是她會代表客戶到國稅局接受查帳，而她什麼都沒做，只是清理。她告訴我，光靠清理，她就可以讓國稅局完全不找麻煩，或是減少她的客戶該繳的費用和罰款。

大多數人一想到國稅局，心裡就會想：「喔，這是一個我們不可能控制的單位，我們根本進不去。」這不是眞的，這麼想就是導致問題形成的一種認知。卡茨認爲，國稅局是她內在的一部分，無論她和國稅局的關係如何，她都在自己之內進行清理：「我愛你，對不起，請原諒我，謝謝你。我愛你，對不起，請原諒我，謝謝你。」

然後，他們就改變了。不管那個問題是一種感覺也好，或是一種投射也好，從荷歐波諾波諾的角度來看，你改變了內在，外在就會改變。

我在最後一次零極限活動中跟學員說：「試著改變外在世界，就像早上起床後站在浴室的鏡子前，然後在鏡子裡的臉孔上面化妝或刮鬍子一樣。」

柯瑞：這太有道理了。我這裡還有一個很好的問題：「實行荷歐波諾波諾時，需不需要處於特定的心智狀態？或者，我可以邊做某件事，例如在開車上班途中，邊唸那四句話？」

喬：不用，你不需要處於特定的心智狀態。我想，你就是學著去唸那四句話就好，無論是用CD或什麼的來輔助你，或者你就是自己唸。我喜歡自己唸，因為最後你會開始在大腦裡自言自語。

大多數人此刻腦子裡就在自言自語，例如：「這很酷。」「我不是很懂。」「啊，我忘了餵貓。」而當你開始練習唸那四句話之後，你大腦裡的自言自語就會變成：「對不起，我愛你，請原諒我，謝謝你。我愛你，請原諒我……」就這樣持續下去。

柯瑞：我有過這樣的經驗。開始認眞清理之後，我發現自己走在路上時腦袋裡會自動冒出那四句話，而我也注意到，當你有那些想法時，就不會出現負面的念頭。另外還有一位女士寫信來詢問，她該怎麼做才能把自言自語換成那四句話。「如果記得，我就會重複唸那四句話，否則我就會像平常的自己那樣不停地東想西想。」你還記得你是花了多久的時間才讓那四句話自動自發地在你的腦子裡重複嗎？

喬：很快。當然，我不會說是一夜之間，但眞的很快，大概一、兩個月吧。而且你要記住，這並不是件困難的事，你不需要強迫自己，像是要求自己去健身房做一百下伏地挺身之類的。

這不是那樣的事。你只要說：「對不起，請原諒我，謝謝你，我愛你。」只要記得，我就會唸誦，而一些小小的提醒會很有幫助。因此，你可以在你的電腦或車子的儀表板上貼一張寫著那四句話的便利貼，或者經常提醒自己說那四句話。像這樣的小動作可以幫助你持續下去。

柯瑞：有些人提到，他們在唸那四句話時心裡完全沒有感覺。請問對那四句話有感覺

是很重要的事嗎？

喬：我第一次直接向修．藍博士學習時，就問過他這個問題，而他說：「不用，你不需要去感覺那四句話，只要唸就好。只要繼續唸那四句話，你就會感覺到它們。但是一開始，你可能有點像是硬背下來，只是單純地把那些字唸出來而已，多少有點像是在唸台詞。」

然而，當你開始去想的時候就不一樣了。我現在可以描述那四句話是怎麼一回事，因爲它們已經向我敞開來了。那就像是一首詩，裡面包含著不同層次的意義；或者像一首歌，第一次聽的時候可能只是覺得滿順耳的，你喜歡它的節奏或其中的幾句歌詞。

但是，就像你在坐下來仔細聆聽之後會更加認識那首歌或那首詩一樣，那四句話最後會像個藏寶盒。所以，一開始唸誦時，它們可能只是一些字而已；但是當你跟它們相處久了，自然就會從中產生出感覺。

所以這個問題的答案是：不，你不需要有感覺，但我相信隨著持續唸誦，感覺就會出現，而那會是一種很細膩的感覺。

柯瑞：嗯，這很有道理。我這裡還有一個很多人都想過的問題：「那四句話如何發揮作用？它們和吸引力法則如何相互作用？

喬：首先，你生命中的一切都是你吸引來的。這裡沒有任何衝突，荷歐波諾波諾和吸引力法則還是在同一個現實裡作用。

你是你生命中所發生的一切的源頭，吸引力法則在這裡發揮作用，這就是爲什麼你會把所有事物吸引過來。

而當你不喜歡出現在你生命中的某些事物時，該怎麼辦？你要如何改變那些事物？此時，荷歐波諾波諾就是橡皮擦技巧了，你就是用它來處理那些你不想要吸引、卻出現在你生命中的事物。

假設你和某位同事之間發生問題，從吸引力法則的觀點來看，是你吸引了那個問題。

懷疑論者會說：「我才沒有，因爲我根本沒在想那件事。」但如果對吸引力法則有更深入的了解就會知道，你是基於你的無意識信念吸引了發生在你生命中的一切。你並非有意識地發出意念，而是無意識地，而大部分時候，你都不知道你的無意識心智裡面有些什麼。

這就是爲什麼荷歐波諾波諾這麼重要了——它會清理無意識心智中的負面事物。而當你把它們清理掉之後，你就比較不會把自己不想要的事物吸引過來。所以，荷歐波諾波諾和吸引力法則是一起運作的。

柯瑞：沒錯，聽起來它們是互相支援。如果你吸引到生命中的事物是你無意識思緒的總和，那麼你的無意識心智越乾淨，你就越能夠吸引你想要的事物來到身邊。

喬：完全正確。你越是在人生旅途中與神性和諧一致，就越能夠擁有一個受到靈感啓發的人生。荷歐波諾波諾是一個讓吸引力法則運作得更順暢的方法。

柯瑞：太棒了。我這裡還有個問題要問你：「我最近正在上奇蹟課程，你覺得這個課程和荷歐波諾波諾是否相容？如果是，你會如何將它們整合運用在人生裡？」

喬：我問過修．藍博士關於一邊實行其他靈修法門，一邊做荷歐波諾波諾的問題，而他說，只要你覺得是你的靈感告訴你要這麼做，就去做。

換句話說，如果你有個直覺，如果你內在浮現這樣的感覺，如果你受到啓發，要你去學習奇蹟課程，而且當你在閱讀課程資料時聽到自己心裡在說：「謝謝你，對不起，請原諒我，我愛你。」那麼我想你在做的事只會增強奇蹟課程的力量。

其他各種法門也一樣，例如瑟多納釋放法，或是任何能夠幫助你豐富人生的方法。藉由實行荷歐波諾波諾，你會將那些方法或技巧發揮得更好。問題又來了：該怎麼做？在學習奇蹟課程，並且每天按照進度做功課的同時，你還是繼續實行荷歐波諾波諾：「我愛你，對不起，請原諒我，謝謝你。」我想這會加速你的效率，眞的吸引奇蹟發生。

柯瑞：我明白你說的，因爲在學習那些課程的過程中，有時會覺得不舒服，或者它會引發一些情緒和狀況，讓我們去觀照，而現在我們有個方法可以處理那些東西了。當我們開始感到生氣或心煩意亂時，有時會不知道該怎麼做，現在我知道方法了。

喬：這是個美好的技巧，不管什麼時候用都很有效。

柯瑞：你怎麼知道自己到達了零的狀態？你對此有沒有什麼想法？

喬：我經常用「白板」這個比喻來說明我對「零的狀態」的想法。

我曾經在一場會議中在台上放了一塊上面完全空白的白板，然後邀請台下的聽衆上來，在白板上寫下所有可以療癒自己、清理自己或改善自己的方法。十幾、二十分鐘後，白板變成了黑色，於是我說：「好了，現在這塊白板變成什麼樣子了？嗯，現在它已經完全被那些我們認爲可以幫助自己的東西蓋住了。」

那塊白板就是我對「零的狀態」的想像。那是一個什麼都沒有，只有純淨的地方。那裡沒有思想、沒有感覺，除了那種只能被形容爲「愛」的東西之外，而靈感會從那個零的狀態、從那塊白板來到你身邊。

現在的問題是，那些寫在白板上的東西、那些存在我們無意識心智中的想法和信念，阻礙我們到達零的狀態。所以，如果你能想像把那些東西全部擦乾淨，然後你又成了原來那塊白板，你會注意到的一件事，就是極度的平靜。越是持續清理，你就越能夠到達零的狀態。

我是這麼想的：我們一直在追求，卻不知道要追求什麼；一直在尋找讓自己快樂的事物，卻不知道我們想要的快樂就在這一刻的想法、感覺、期望、欲望，以及其他種種事物底下。我們要的東西就在這裡。所以，你越是實行荷歐波諾波諾，就越能夠碰觸到一切的源頭。這些就是我認爲大家都可以運用荷歐波諾波諾的幾個主要原因，特別是它不用錢，而且很簡單。四句話，你現在就可以開始做。

附錄D 修・藍博士帶領的內在小孩靜心法

（在最後一次零極限活動中，修．藍博士帶著我們靜心，讓我們和自己的內在小孩見面。我將當時的過程完整收錄在此。）

一部分的你需要知道所謂的潛意識是如何運作的，現在我就帶你去看看。請閉上眼睛，讓自己放鬆。這是生命中最重要的關係，比你擁有的任何實質關係都重要。所以，如果現在你已經閉上眼睛，而且放鬆了，我就要帶你進入這段我認為生命中最重要的關係裡。這是存在意識與潛意識之間，或者用我的說法是，母親與孩子之間的關係。

母親代表的是意識，她可以選擇照顧孩子，或者不理他。所以，現在讓我們暫且把專有名詞拿掉，意識就是母親，潛意識就是孩子，而那個孩子保管著創世以來的所有記憶，負擔沉重。負擔沉重。

如果你覺得沮喪，那是內在那個孩子的發炎部分在經歷那份沮喪。所以，我們要讓這段關係好好運作。第一件要做的事，就是對那個孩子說：「噢，今天是我有生以來第一次知道你存在我裡面。」

這就是你要做的第一件事——察覺到有個叫作「內在小孩」的存有在你之內。這件事很重要。然後，你開始對那個孩子說話：「哇，這是我第一次知道你是我的一部分。」接下來要說的話非常簡單：「我愛你，我愛你。」

然後你要承認一件事：所有的傷害和痛苦都是存在那個孩子裡面的資訊。而你要對他說的話也很簡單：「對不起，請原諒我累積了這麼多記憶，讓你經歷難過、悲傷、痛苦。」你要對那個孩子說話，承認他擁有的一切痛苦都是你的責任，都是你創造、接受並累積下來的東西，而你想要讓一切消失。

這裡有一個你可以做的簡單動作：隨時徵求那個孩子的同意。你絕對不能在沒有獲得同意的情況下接近他。你要對那個孩子說：「我請求你，請允許我帶著愛和關懷撫摸你的頭。」你只要對他說：「請允許我這麼做。」然後就去做。不需要想像任何畫面，做就是了。

所以，你撫摸了那個孩子的頭。而在撫摸他的頭時，你要對那個孩子說：「我愛你。請原諒我累積了這麼多痛苦，現在全部儲存在你裡面。對不起。」這是最重要的關係，因爲現在你可以教那個孩子如何清理，這樣一來，你就可以讓他自動自發去做。但是，如果你還沒有承認那個孩子的存在，或者眞的關心他，他就不會去做。

當你在撫摸那個孩子的頭時，對他說：「我愛你。謝謝你成爲我的一部分，如果一直以來我都忽略了你，很對不起。也許我沒有好好照顧你。如果我操縱了你，對不起。」然後，你要開始盤點存貨。你告訴那個孩子，所有的記憶在何處重播成爲問題，並對他說：「如果你不介意，請幫我放下這些記憶。」然後，你從頭部開始感覺，看看自己是不是覺得頭痛。

如果覺得背痛，就向下感覺自己的身體。你進行盤點，然後對那個孩子說：「噢，我正在經歷這個頭痛。請放下那些正在重播頭痛的記憶。我不知道那些記憶是什麼，也不想知道，但是你知道。」然後，我們可以透過超意識將那些記憶帶給神性，請神性將它們釋放。

做這件事情時，你非常溫柔地輕撫那個孩子的頭。所以，現在你要徵求那個孩子的同意，讓你輕輕地擁抱他——不是熊抱喔，熊抱會嚇著孩子。你要對那個孩子說：「請允許我輕輕地擁抱你。」你只要輕輕地抱住那個孩子，然後在臂彎裡輕輕地搖晃他，對他說：「謝謝你成爲我的一部分，我愛你。對不起，我累積了那麼多記憶，讓你經歷痛苦和折磨。我請求你原諒我。」

做完之後，你請求那個孩子把手交給你：「請給我你的手，好讓我能夠輕輕地握著它。」輕輕撫摸孩子的手。「不管你要給我哪一隻手都可以，請把你的手交給我。」在你心裡，你朝那隻手伸出手去，輕輕地握住它，溫柔地撫摸，然後再次承認那個孩子是你的一部分：「謝謝你成為我的一部分。我一直以來都沒有太關注你，對此我覺得很對不起。我請求你原諒我。我愛你。」

然後，你可以再盤點其他存貨。你可能會想要盤點財務方面的問題，對那個孩子說：「好吧，那些問題都是記憶，我想請你放下。請放下吧。」接著你再次盤點，無論你正遭遇哪些財務問題，例如國稅局來查稅，或是和抵押房子有關的事情。

你之所以要和那孩子說話，是因為抵押房子並不是問題，財務狀況並不是問題，是記憶在重播這些痛苦。它們是你靈魂的房屋貸款，而你想要那個緊抓住貸款不放的孩子放手。「請放下，我們在銀行已經透支了。」或者：「我們一直在亂花錢。任何關於我們都在亂花錢、不好好管理財務、不好好珍惜地產的記憶，請你放下。」

然後，你徵求那孩子的同意，請他把另一隻手也交給你。「請允許我握住你的另外一隻手。」你在心裡朝另外那隻手伸出手去，輕輕地握住它、輕輕地撫摸。現在我要你明白，所有的問題都儲存在那孩子身上，所以你要和他維持好關係，這樣一來，他就會放下，讓神接手。

你輕輕地搖晃他、輕輕撫摸他的手，然後看著自己，開始盤點你內在發生了些什麼，才會經歷這些狀況——和某些人產生問題的狀況。你把它們帶進你的生命裡，然後說：「好吧，我不知道這些記憶是什麼，但我注意到，只要我和某某人在一起，就會覺得煩躁、惱怒。我完全不知道這是怎麼回事，但我知道這都是我內在的記憶，所以請放下。」

你在對那個身爲記憶庫的孩子說話：「請你放下。」這是最重要、最關鍵的一段關係，是母親與孩子的關係。如果母親能夠贏得孩子的信任，她回到家之後就輕鬆了。那孩子會幫她清理、會願意放下，而且會主動告訴她：「有事情要發生了，我們最好趕快去處理。」

非常謝謝你。現在你要徵求那孩子的同意，讓你攬住他的肩膀。「請允許我攬你的肩。」然後，你伸出手攬住他的肩膀，開始和他說話。你要和他談「愛」，承認那孩子的存在：「我愛你，謝謝你，謝謝你成爲我的一部分。我眞的很感謝有個你在我裡面，我從一開始就沒有好好照顧你，請原諒我忽略了你、沒有照顧你，讓你受傷、痛苦和難過。對不起，我愛你，謝謝你成爲我的一部分。」

然後，你伸手攬住他的肩膀，對他說：「請允許我攬你的肩，給你無盡的愛。」如果你在尋找事業夥伴，那麼你與那孩子的關係就是有史以來最棒的夥伴關係了。

如果這段母親與孩子的關係能夠發揮作用，那麼所有事情都將迎刃而解。所以，你要攬住他的肩膀、看著他的眼睛，向他坦承：「我一直忽略了你，讓你痛苦、難過，對不起，請原諒我。我愛你。謝謝你願意放下，讓你我都能擺脫記憶。你和我可以跟神性及歐瑪庫阿手牽著手，一起走進光裡。」

你可以在早上做這件事，可以在晚上做，也可以從忙碌的行程中抽出幾分鐘來重新連結。如果你願意重新連結，那麼你的內在小孩會是你的夥伴。我們現在要來做那個循環七次的「HA呼吸法」：雙腳著地，兩隻手的食指和拇指碰觸在一起，然後把雙手放在膝蓋或大腿上，開始呼吸。

那孩子會很喜歡這個呼吸和清理的程序，所以我們就來做：吸氣的同時，心中默數七秒；暫停呼吸七秒；接著連續吐氣七秒，再屏住氣息七秒——這樣算一次，總共要做七次。

接下來我要請你給那孩子一個名字。這裡有四個選擇，而且也只有四個。但這只是個提議，所以，你可以挑一個名字給潛意識，我會帶著你做，並解釋給你聽，然後你要想辦法自己做這件事。

你可以幫那孩子取的第一個名字是「卡蠟」（Kalā），這個字在夏威夷語的意思是「太陽」——「卡」是定冠詞，「蠟」是「太陽」。現在，你要確定自己發音正確。如果你跟懂得夏威夷語的人說這件事，而你把它發音成「卡拉」就糗了，因爲那是「錢」的意思：如果發音成「卡勒」，則是「原諒」之意。太陽是「卡蠟」。

另外一個選擇是「克歐拉」（Keola），意指「生命」。所以現在你要做的是，和內在小孩接觸，放鬆，閉上眼睛，接著就要跟背負了所有的記憶和重擔、正在受苦的內在小孩說話了。請放輕鬆，閉上眼睛，這樣才不會分心。

（修．藍博士在這裡並沒有提供另外兩個名字。我的建議是，讓你的內在小孩自己說他想要叫什麼名字吧。）

首先要對那孩子說：「我的天啊，這是我有生以來第一次知道有個『你』在我裡面。」你要先承認潛意識的存在——尤尼希皮里，這是我給那孩子的名字。你只要說：「噢，我的老天爺，這是我第一次發現自己有這個部分，而我從來沒有關心過。我一直忽略了這個部分的我，一直在虐待這個部分的我，對不起。」你承認那孩子的存在，然後你只要說：「我愛你，我愛你。謝謝你，謝謝你成爲我的一部分。對不起，我花了這麼久的時間才知道，花了好幾輩子的漫長時間，現在才發現有個『你』在我裡面，而你是我的責任。對不起，我一直忽略你，請原諒我。我如此虐待你，請原諒我。對不起，我讓你犧牲了這麼多，沒有把你放在第一位。」

然後，你徵求那孩子的同意，請他讓你撫摸他的頭。「請允許我帶著愛與關懷撫摸你的頭。」接著你就去做，展開整個程序。在心裡輕輕摸著那孩子的頭，一邊撫摸，一邊對他說話。他是你的夥伴，少了這個夥伴、少了你與這個部分的關係，你永遠、永遠不會快樂，不管你多有錢。你永遠不會有足夠的錢。不管你有哪些朋友，除非和那個孩子建立良好的關係，你才能擁有一切。你可以獲得所有你應得的錢、所有適合你的人際關係，但是，你要和內在小孩打好關係。

你摸著那孩子的頭，對他說：「我愛你，謝謝你。請原諒我讓你經歷這些傷害和痛苦，我們要來把它們清理掉。」無論發生了什麼事，都可以對他說：「我愛你，謝謝你。」「冰藍」這個詞、藍色太陽水，都是主要的清理工具，而一旦你開始教導那個孩子如何清理，他就會去做，但是他在等你——第一，等著你去做；第二，等著你教他。他在等著看你會怎麼做，等著看你是不是會開始清理。

你很輕柔地撫摸他，對他說：「聽著，我想知道你有沒有想要哪個名字。」這裡有四個名字，你可以跟他說。「第一個名字是『卡蠟』，意思是『太陽』；另一個名字是『克歐拉』，意思是『生命』。我要請你看看這兩個名字有沒有哪一個是你有感覺的，如果沒有，希望你告訴我，那麼我可以再給你一些名字，或者你可以告訴我，你想要哪一個。」

你已經準備好了，但你還是要問：「我們來看看這個名字。」然後繼續進行下一步，輕輕地擁抱那孩子，但不要熊抱，我們剛剛已經說過了。所以，這其中的概念就是徵求同意。「請允許我輕輕地擁抱你。」然後你就這麼做。「我輕輕地擁抱你。」

潛意識的一個特點是，它沒有判斷力。我再重複一次：它沒有判斷力。所以，如果出現的是記憶，它就會照著那個記憶去做；如果出現的是靈感，它也會照著靈感去做。因此，你必須開始幫助它分辨記憶和靈感的不同，而你使用的方法就是清理。你擁抱著他，在臂彎裡輕輕搖晃他，然後說：「我愛你，我愛你。」你坦承自己長久以來忽視了他：「對不起，請原諒我一直忽略你、一直虐待你、一直沒有好好照顧你。

「現在，我們想要幫你取個名字，所以讓我們來看看你喜歡哪個名字。」必須讓孩子自己選名字，而不是母親。我們的意識只能提出建議，然後一定要讓孩子做決定：「我這裡有四個名字，也許還有其他的，但我們要爲你找一個名字。」

然後，你請求那個孩子允許你牽著他的手，輕輕地撫摸。你在心裡說：「無論你要給我哪一隻手都可以，讓我輕輕地撫摸它。」你向那隻手伸出手去，輕輕地握住，並開始輕輕地撫摸。然後，如果你現在開始出現頭痛、背痛之類的感覺，那只是資訊在重播。你只要對內在小孩說：「對不起，請原諒我創造、接受並累積了你此刻正在經歷的這個資訊，可能是頭痛，或是身體的疼痛。」你只要跟他說話就好：「無論讓我們經歷這個問題的資訊是什麼，請你放下。」而放下的方法就是對著那個資訊說：「我愛你，謝謝你，藍色太陽水，請原諒我，對不起，藍色玉米粉。」你只要在心裡說：「草莓，藍莓。」然後你可以告訴那個孩子：「現在你也可以跟著說。往後只要有任何事情發生，幾百萬件我沒有意識到的事，你都可以幫忙清理掉，你可以清理。」

你在教內在小孩如何清理，這樣萬一你被困住了，他就會爲你清理。然後，你請求那孩子同意你握住他的另外一隻手。「請允許我握住你的另一隻手。」你輕輕地握住那隻手，輕輕地撫摸，接著再次對他說話。如果你正在爲任何狀況所苦，無論是財務或幾乎要將你淹沒的強烈情緒，就對那孩子說：「噢，這只是記憶在重播。

「所以，無論在我們裡面重播的記憶是什麼，請放開它，讓它浮上來，這樣我們才能把它交給神性轉化。」你和善、坦白地對那孩子說，那只是資訊。「某件事情正在發生，我們裡面有資訊正在作用，讓我們經歷眼前這個問題。所以，請放下它。」你只要這麼說就可以放下：「我愛你，謝謝你。」現在你已經和內在小孩建立夥伴關係，讓他幫你清理了。

現在，你想要請求內在小孩同意你攬住他的肩膀。「請允許我攬住你的肩膀。」

然後看著那孩子的眼睛說：「我愛你，謝謝你成爲我的一部分。」問問那孩子有沒有什麼是他想要放下的，任何存在潛意識裡、讓你經歷痛苦或悲傷的資訊，然後對他說：「我們可以放下這個。」

接著，提醒那個孩子：「讓我們幫你取一個名字吧。這裡有四個建議，如果你注意到其中哪個名字，請讓我知道，我會很感謝。所以，請你同意讓我知道你覺得哪一個是適合你的名字。」現在你正在清理這件事，所以你已經夠清淨，可以對內在小孩提出建議，不過最後還是要讓他選擇自己的名字。

當你做完這些事以後，就謝謝那個孩子：「謝謝你跟我說話，謝謝你，謝謝你。我很感謝你願意跟我說話。我愛你，我愛你，我愛你。」

現在，我們要來做那個循環七次的「ＨＡ呼吸法」：挺直背脊坐在椅子上，背靠著椅背，把脊椎當作你的親戚和祖先，所以當你在呼吸時，你也在爲親戚和祖先呼吸。雙腳著地，如果因爲腿太短而做不到，可以在心裡想像把雙腳放在地板上，這樣你就可以呼吸到來自大地母親、礦物和動物王國的空氣了。接著，讓兩隻手的食指和拇指碰觸在一起，然後把雙手放在膝蓋或大腿上，開始呼吸：吸氣的同時，心中默數七秒；暫停呼吸七秒；接著連續吐氣七秒，再屏住氣息七秒——這樣算一次，總共要做七次。

一個夏日夜晚，一場激烈的暴風雨來襲，而在暴風雨侵襲的同時，一位母親正在哄她的兒子入睡。她正要把燈熄掉時，兒子聲音顫抖地問：「媽媽，你今天晚上可以跟我睡嗎？」

母親微笑著給了兒子一個安慰的擁抱。「我不能跟你睡，親愛的，」她說，「我要和爹地一起睡。」

一陣漫長的靜默之後，一個顫抖的聲音小小聲地說：「膽小鬼。」

附錄E

荷歐波諾波諾詳細釋放清單

（本文作者薩爾．馬拉尼是荷歐波諾波諾的熱情支持者，曾經接受修．藍博士和我的訓練。他撰寫文章，並開發結合了荷歐波諾波諾與吸引力法則的產品。）

- 當我注意到有問題時，我問自己：「我的內在發生了什麼事，讓我引來這些問題？我要怎麼做才能修正我內在的問題？」
- 我的工作就是清理自己。當我清理自己時，這個世界就會被清理，因爲我就是這個世界。在我之外的所有事物都是一種投射、一種幻覺。
- 我有責任藉由連結神性來修正我從自己內在體驗到的一切。我會對神性說「我愛你」來修正外在發生的一切。
- 我在清理我的記憶。
- 在我裡面的痛苦是一個共有的記憶。（修．藍博士知道，是程式讓那些病人做出那樣的行爲。他們無法控制自己，被困在程式裡。）每當感受到問題，我就清理。

●我在清理儲存在我潛意識裡的舊記憶。

●我會反覆在心裡唸這四句話，請神性幫助我停止我內在的喋喋不休：

1.我愛你。

2.對不起。

3.請原諒我。

4.謝謝你。

●我會持續不斷地清理，因爲我不知道哪個是記憶、哪個是靈感。我要持續清理，到達零極限的所在。

●我們的心智看到的世界很狹隘。

●大腦會在我們有意識地做決定之前，就告訴我們該怎麼做。也就是說，意念先從我的潛意識出現，然後才進入我的意識裡。

●爲數衆多的實驗顯示，大腦的活動比意念早三分之一秒出現。

●我無法控制那個叫我要採取行動的訊號源頭。

●沒有任何意念是在意識裡孵出來的。

- 意念是預兆，它們是在意識的角落裡一閃一閃的圖標，告訴我們有事情要發生了。
- 我已經了解到意念完全不是我的選擇。
- 決定我的體驗的只有兩樣東西：由神性而來的靈感（新的），以及儲存在潛意識裡的記憶（舊的）。
- 「零」是我和神性的居所，是一切祝福、財富和平靜的源頭。
- 我要穿越靈感，來到源頭：零。
- 我愛我的憂慮、原諒我的憂慮，也感謝我的憂慮。
- 清理了我的記憶之後，神性就有機會向我傳送靈感。
- 錢的問題只是記憶在重播。這些記憶取代了「零」（我）。我要回到「零」，我請求神性清除存在我的金錢問題背後的記憶。
- 會擔心錢的問題，那是個程式。
- 我在清理那些記憶的問題，讓它們消失，這樣我就能回歸平靜。
- 和靈感相比，意念只是個軟趴趴的惡作劇。
- 我臣服於靈感。
- 靈感會突如其來、在幾秒鐘內出現。

- 我會從靈感中得到啓發。
- 與其設定意念，我更應該把握機會。
- 在零極限的零的狀態中的我，不需要意念。我只須接收靈感，並照著行動，奇蹟就會出現。
- 自由意志只會出現在我有想去做某件事的念頭之後，以及在我眞正去做之前。
- 持續清理所有的想法，無論是來自靈感或記憶，如此我就更容易在當下做出正確的選擇。
- 錢的問題是來自我的記憶的程式，而非來自神性的靈感。
- 我必須愛我記憶裡的程式，一直到它們消散爲止，最後留下來的是神性。
- 我所看見和經歷的一切，都在我之內。
- 如果想要改變任何事物，我會從我的內在做起。
- 我爲我的人生負百分之百的責任。
- 每當我碰到問題時，我都在場。
- 我爲一切負責。
- 我了解人們都是根據記憶/程式採取行動。爲了幫助他們，我必須移除那些程式，而唯一的方法就是清理：

我愛你。

對不起。

請原諒我。

謝謝你。

●我在修正。

●我在釋放那些痛苦的想法（記憶）的能量，是它造成了不平衡。

●所有問題都要從我的內在解決。

●我在清除我的記憶和程式。

●出現在我生命中的一切都只是我的程式的投射。

●我的內在家庭協調一致：

潛意識（孩子）

意識（母親）

超意識（父親）

●所有的念頭都充滿痛苦的記憶。

●單靠思維能力無法解決這些問題，因爲思維能力只能勉強應付。我要釋放我所有的舊記憶。

- 透過荷歐波諾波諾，神性會帶走那些痛苦的記憶，中和並消除它們。
- 我正在中和我與其他人事物相連的能量。
- 能量一旦被中和，就會被釋放，而全新的狀態就會出現。
- 我允許神性進來，用光填滿虛空。
- 只要注意到有問題，我就清理。
- 我藉由請求原諒清理出一條路，讓療癒能夠出現。
- 讓生活不快樂的原因就是缺乏愛，而原諒能夠開一道門，讓愛回來。
- 我對我生命中的一切負百分之百的責任。
- 我必須負百分之一百的責任。
- 如果想要解決問題，我就要在自己身上下工夫。
- 當某個人惹火我時，我問我自己：「我的內在發生了什麼事，讓這個人惹火我？」
- 我對發生的一切感到抱歉，請原諒我。
- 如果某人背痛，我問我自己：「我的內在發生了什麼事，以這個人背痛的形式出現在我眼前？」
- 我清理我自己。

- 本質上，我們都是神聖的。
- 我找到程式了，我需要清理它們。
- 爲了請求愛來修正我內在的錯誤，我這樣說：「對不起，我內在發生的某件事——無論那是什麼——顯化爲這個問題，請原諒我。」
- 愛的責任是轉化我內在那些顯化爲問題的錯誤。
- 每個問題都是一個清理的機會。
- 問題只是重播的過去記憶，它們的出現只是要再給我一次機會，讓我透過愛的眼睛看見它們，然後聽從靈感採取行動。
- 我必須爲我生命中的所有人經歷到的一切負完全責任。
- 「我愛你」是開啓療癒的密碼。
- 我對自己說「我愛你」。每個人的問題都是我的問題。
- 我得療癒我自己。
- 我是所有經歷的源頭。
- 我的行動不是來自記憶（思考），就是來自靈感（接收）。
- 如果記憶在重播，我就聽不見靈感的聲音。
- 程式就像一種信念。我的挑戰是清除所有的程式，如此才能回到零的狀態——

在這裡才能接受到靈感。

- 所有記憶都是共享的。
- 我的工作是清理記憶，如此它們才會離開我和其他人。
- 實行荷歐波諾波諾需要有投入的決心。
- 神性不會服從命令。
- 這需要持續不斷地清理、清理、清理。
- 我在消解我看到和感受到的那些限制性程式。
- 我的心智根本搞不清楚發生了什麼事。
- 我的意識只能接收十五位元的資訊，但在任何一個時刻，卻存在著一千五百萬位元的資訊。
- 我必須放手，並且信任。
- 我停留在這一刻。
- 當我說「我愛你」時，是在試著清理當下的一切。
- 當我說「我愛你」時，是在請求愛來療癒我內在製造或吸引了種種外在狀況的某樣東西。
- 我在療癒那些躲藏在我裡面、由你我共同參與的程式。

●我的目標是達到平靜。

●沒有外面，唯一要看的地方，就是我的裡面。

●我不做計畫，我信任神性的安排。

●我愛、我承認、我感謝一切。

●我說「我愛你」來請求神聖創造者刪去我潛意識裡的記憶，直到變成「零」，並且用神性的思想、言語、行爲和行動取代我和一切事物靈魂裡的記憶。

●神性在轉化那些被卡住的能量。

●我清理自己，並自問：「我的內在發生了什麼事，才會讓這些事物出現？」

●我的意識根本搞不清楚現在到底發生了什麼事！

●我要把我的心智帶回「零」，讓它沒有任何資訊。

●荷歐波諾波諾是一個持續不斷的清空過程，這麼做能夠讓我回到「零」。

●唯有在零的狀態，創造（靈感）才能發生。

●我問我自己：「有什麼是我必須清理，我卻不知道的？我完全不知道發生了什麼事！」

●我的心智只能爲記憶或靈感服務，而且一次只能爲一個所用。

●神性的靈感就在我之內。

- 我的一切協調一致：
超意識（父親），歐瑪庫阿
意識（母親），尤哈內
潛意識（孩子），尤尼希皮里
- 當我在零的狀態時，一切都不虞匱乏。
- 我是依照神性的形象——空和無限——創造的。
- 我在放下我的記憶。
- 如果我和某人有問題，表示我的內在出現了讓我有所反應的記憶。這不是對方的問題。
- 我向神性提出這個問題：「我的內在發生了什麼，讓我造成這個人的痛苦？」
- 然後我問：「我該如何修正我內在這個問題？」
- 我要清理的是我自己，不是其他人。
- 如果某個念頭在清理了三次之後依然不變，我就會去做。
- 我不做計畫，我信任神性替我處理問題（記憶）。
- 如果我經歷到某件事，我就必須清理它。
- 所有經歷都是共享的。

- 我創造了我現實裡的一切。
- 我碰到的狀況是我吸引來的，我要原諒自己，以及圍繞著問題的能量。
- 我在轉變我內在的能量。
- 我愛我自己去愛別人。
- 我正在記起眞正的我是誰。
- 我眞正的本質，就是去愛。
- 新的客戶朝我蜂擁而來。
- 成功輕輕鬆鬆地流向我。
- 我在清理我自己。
- 我持續清理來自我潛意識的記憶。
- 我改變了我面對人生的方式。
- 我的身體和心態都有了轉變。
- 我總是試著看見所有美好的事物（而不是不好的事物）。
- 我專注於正面的角度。
- 我改變了我的認知。
- 我把舊東西清出來，好讓新事物有空間可以進去。

- 我藉由負起百分之百的責任，爲發生在我之內、我卻沒有察覺的一切道歉，並請求原諒，來到達零的狀態。
- 我在清空我的心智，回到「零」。
- 宇宙藉由循環來運作。
- 我的清理是個循環。
- 我在放下，回到「零」。
- 我說「對不起」是因爲我覺得要對此刻發生在我意識中的一切負責。
- 我感受到很強的連結。
- 我的人生就是持續不斷的清理。清理的時候，我回到「零」，人生也一帆風順。
- 我在把我的白板擦拭乾淨。
- 我清理，這樣我那些莫名其妙的行爲（記憶）就會被驅散。
- 「零」是基地。
- 我只清理我自己。
- 人們只需要我的愛就能改變。
- 荷歐波諾波諾是一種療癒和寬恕的方法與哲學。

● 唸那個人的名字，讓心智清淨、彼此合一。向對方傳達愛。

● 我為我和我的祖先，以及祖先的祖先，從創世之初到現在所犯的過錯——無論是有意識或無意識的——請求原諒。

● 我說這些是為了讓我們都能回到與神性真正的關係裡。

● 我在每一餐之前都會喝水，清理內在的混亂。

● 荷歐波諾波諾讓我意識到如何清除我內在那些顯化為問題狀況的負面元素。

● 只要負起百分之百的責任，狀況就會改變。

● 我開始了解我是誰。

● 永遠都會有事情發生。我負起百分之百的責任（不帶罪惡感），然後就只是清理、放下，讓神性接手處理。

● 我不浪費時間在「怎麼發生的？」「什麼時候？」「是誰？」這些問題上，我只是去做！如此一來，我不再擋住自己的路。我放下了我內在的問題。

● 我保持對自己沒有任何批判的狀態。

● 我從荷歐波諾波諾的清理中獲得非常可觀的成果。

● 我把這個世界的錯誤保存在我的靈魂中（就像所有人一樣）。

● 理智/思維能力會導致瘋狂、困惑和不確定。

- 記憶是問題。
- 我清理和消除我潛意識裡的記憶，爲的是要找到我內在的神性。
- 每個人都已經是完美的了，問題在於記憶。
- 問題是在我潛意識裡播放的錯誤記憶——我與其他人共有這些記憶。
- 荷歐波諾波諾回歸自性法是一種懺悔、原諒和轉化的問題解決過程，每個人都能應用在自己身上。這是一個請求神性將我們潛意識裡的錯誤記憶轉換成零的過程。
- 所以，我請求神性（祂知道一切）把在我的尤尼希皮里（潛意識）裡播放的任何記憶轉換成零。
- 期望和意念對神性起不了作用。神性會依照祂的步調，在祂覺得適當的時間做祂覺得適當的事。
- 要開啓一條通道讓神性進來，首先需要刪除記憶。
- 只要記憶（阻礙/限制）還在我的潛意識裡，就會阻擋神性給我每天的靈感。
- 當我清理時，我更能體驗到處於零極限狀態時的至高喜悅。
- 我根據出現在我面前的想法採取行動。
- 想法出現在我的心智裡，而我照著行動。

- 最重要的就是持續清理——只要清理，我就會知道該怎麼做。
- Ceeport的意思是：在回到港口（Port）——零的狀態——的路上，清理、清除、清除。
- 清理是更快得到結果的唯一方法。
- 我正在接收更多財富。我的雙眼緊盯著那顆棒球（神性）。我必須專注於回到「零」——沒有記憶、沒有程式的狀態。
- 我在這裡要做的，只有清理。
- 我放手，讓神性決定什麼對我最好。
- 意念是限制，我要清理並放下它們。
- 我永遠都會有問題，所以我要清理、清理、清理。
- 問題是什麼？問題是重播的記憶，而記憶就是程式——它們不是我的，而是大家共有的。釋放記憶的方法，就是對神性傳送愛。
- 神性會聽見你的請求，並做出回應，只是祂會用祂認爲最好的方法、在祂認爲最好的時間這麼做。
- 我做選擇，但不做決定。
- 神性會做決定。

- 我清理、清理、清理。
- 我不會試圖要人接受我的想法，我所做的只有清理、清理、清理。
- 我整天都在清理。我不設定意念去做任何事，也沒有任何期待。
- 我對我生命中的一切負起完全責任。一切都在我之內，沒有例外！
- 我必須去清理，否則它就不會乾淨。
- 如果這是我經歷到的事，就必須由我去清理。
- 當我清理了記憶，靈感就會到來。
- 我知道內在的清理會導致外在的結果，也知道我無法決定外在的結果會是什麼。我可以選擇，但無法決定。
- 我只是在這裡清理，好讓神性給我靈感，去做我來到這裡該做的事。
- 我用鉛筆尾端的橡皮擦幫助我清理，這是一種清理記憶的心理觸發物。
- 想像把我的銀行帳戶浸入一杯有水果的水裡，看看會發生什麼事。
- 人們做事情都是爲了自己，而我需要做的，就是清理。
- 已經有人提示了我「回家」的路。
- 我眞正的自己是不可思議的、永恆的、無限的、完全的、完整的、空無的、「零」的，來自發散所有平靜的源頭：「家」。

●無論在何處，只要有問題，我都在場。
●爲了清理和轉化，我正在挖掘我那些隱藏的記憶和批判。
●我內在的某樣東西改變了。
●需要極大的堅持和努力，才能療癒我的記憶。
●療癒已經發生在我身上了。
●用鉛筆尾端的橡皮擦輕敲，並且說：「露珠。」
●我在化解衝突。
●人生的目的就是要一步一步回到愛裡。
●要實現這個目的，我承認我要爲將自己的人生打造成現在的樣貌負百分之百的責任。
●我已經了解到，是我的思想一步一步地創造了我現在的人生。
●問題不在人、事、物或地方，而在於我對他們（它們）的想法。
●我開始感謝這個事實：根本沒有外面！
●我生命的品質有了戲劇性的轉變！
●爲了發生在我之內的一切——無論我是有意識或無意識地經歷到——我持續不斷地實行懺悔、原諒和轉化的荷歐波諾波諾回歸自性法。

●我爲我自己負百分之百的責任，如此才能將我內在那些引發問題的東西清理掉。

●我是完美的！不完美的是記憶（垃圾），它們反應和重播爲批判、怨恨、憤怒、氣惱，以及我靈魂裡其餘那些負擔。

●心態開放的人們是我的一個反映！

●我在改變我的內在，爲的是要改變我的外在。

●我看著自己的內在，想看看裡面有什麼東西在和我共享我在外部世界看到的體驗。

●我不處理人／問題，只處理我體驗到的感覺。

●當我清理了內在的東西，它們也會變得乾淨，而且被療癒。

●我已經開始了解到，我要爲所有人說的每一句話、做的每一件事負責，只因爲我經歷到它們了。

●如果是我創造了自己的實相，那麼就是我創造了我所見的一切，即使是我不喜歡的部分。

●我要清理那些共有的能量，所以我對神性說：

我愛你。

對不起。

請原諒我。

謝謝你。

- 我療癒並不是爲了得到任何東西，而是爲了清除那些共有的能量，這樣就不會再有人經歷到它們。
- 荷歐波諾波諾回歸自性法是個清理的過程，我會一直做，永遠不會停下來。
- 如果某件事出現在我的意識中，就得由我來清理和療癒它。
- 我必須清理我在生命中經歷到的一切。
- 如果我是自身經歷的創造者，那麼這也是我要負責任的事。
- 荷歐波諾波諾回歸自性法完全就是愛……它一直持續下去，而我要負完全責任。
- 我對神性說這些話來清理自己：

我愛你。

對不起。

請原諒我。

謝謝你。

● 神性已經在「零」裡面用愛澆灌我，只是我還沒有到那裡。

● 透過說：

我愛你。

對不起。

請原諒我。

謝謝你。

● 我在清理我內在那些讓我無法處於零的狀態的程式。

● 神性並不需要我實行荷歐波諾波諾回歸自性法，是我需要！

● 唯一能夠療癒他人的方法，就是清理我。那些在我的現實中出現問題的人，都和我共有同一個程式。他們都染上了這種心智的病毒，這不能怪他們！

● 我能做的就是清理自己，因爲只要我清理了自己，他們就會變乾淨。

● 當我清理了我們共有的程式，他們就會從所有人類之中被提升。

● 我所做的就是清理、清理、清理。

● 清理是我所能做的最眞誠的一件事，其他的全都交給神性。

● 我創造了我現實之中的每個狀況，因爲它們是我經歷的一部分。

● 我必須清理它們。

●當我療癒了自己，出現問題的那個人，以及每一個共有這個程式的人，都會變好。

●我知道選擇是種限制。我體驗到魔力和奇蹟，也感覺到生命振奮了我。

●每一樣東西都是活的。

●我充滿能量。

●我不試圖控制自己的人生，我必須放手。我所做的只有清理和消除，並且抱持回到「零」的意念。

●我已經往前躍進了一步。

●我所創造的每樣事物都是我的小孩，我一定要愛我所有的「孩子」。

●過去我試著解決問題，但現在我讓它們去，然後去清理那些引起問題的記憶。

●當我清理時，我的問題就被解決了。

●我不試著改變他人，我清理自己。

●因爲我感覺到他人的痛苦，這意味著我和他們共有同一個程式，所以我必須把它清理掉。當我清理時，問題就會離開我，也會離開他們。

●感激、崇敬和轉化，能夠改變一切。

●這四句話就像神奇密語，可以開啓宇宙的密碼鎖：

我愛你。

對不起。

請原諒我。

謝謝你。

● 說這四句話時，我向神性敞開了自己，讓祂清理我，並消除所有阻擋我在當下做自己的程式（記憶）。

● 這個世界上有各種記憶（程式），人們會像感染病毒一樣染上它們。

● 當某人被感染，而我注意到了，代表我自己也有這個病毒。

● 其概念是要負百分之百的責任。

● 當我清理了自己，我就清理了每個人的記憶（程式）。

● 要到達「零」，我有很多清理工作要做。

● 每個人想要的，都是被愛！

● 我在生命中唯一的選擇就是清理，因爲我想要活在愛與靈感裡。

● 如果我是清淨的，那麼靈感來的時候，我只要行動，不需要去想。

● 當我清理了我的記憶，我就沒有了選擇，只有靈感，然後我不加思索地根據靈感行動。就是這樣！

● 每個人都有自己的樂器要演奏，沒有任何一個樂器是一樣的。

● 我必須扮演自己的角色，而不是其他人的。

● 我所做的就是做自己。我在宇宙的劇本裡扮演自己的角色。

● 當我扮演自己的角色時，世界就會順利運轉！

● 我擁有完全的自由意志。我呼吸的時候就在創造，但爲了活在「零」之中，我必須放下所有的記憶。

● 我的意識會試圖了解這一切，但我的意識只能接收十五位元的資訊，而在任何一個時刻，卻有一千五百萬位元的資訊正在發生。

● 我的意識完全不知道究竟發生了什麼事。

● 記憶讓錢無法靠近。如果我對錢的想法是清理過的，我就能擁有金錢。

● 假如我接受，宇宙會給我錢。是我的記憶讓金錢遠離我，也讓我看不見這一點。

● 當我處於「零」之中時，我沒有任何限制，這時錢就可以來到我身邊。但是，如果我處於記憶之中，錢就不會來。

● 有許多跟錢有關的記憶，當我清理它們時，也是在爲每個人清理。

● 當我是比較清淨的自己時，我所在的地方也會感覺到。

- 我隨性自在地給出錢。那不過是錢而已。
- 宇宙會因為我的慷慨而獎勵我。我付出，宇宙回我以靈感。
- 我得到靈感作為回報。
- 只要我持續敞開來接受來自宇宙的想法，它們就會一直出現。
- 清理並放下我的需求，種種想法就會來到我身邊。
- 每個人都想要被愛。我必須去愛其他人。
- 我必須愛其他人，因為他們是我生命的一部分，而藉由愛他們，我也幫忙消除、清理、清除了在他們生命中被啟動的記憶。
- 無論我感知到什麼問題，那都不是眞正的問題，而只是我的意識對事件的詮釋。眞正發生的一切在我的意識之外，我的故事只是起點。
- 我只是持續對神性說「我愛你」，並且相信任何需要被清理的都會被清理。
- 假如某人的名字是分裂的，就會創造出一個分裂的人格。每個人都需要擁有自己的本名。
- 我開始放鬆，並再次感覺到完整。
- 治療師總認為他們是來幫助或拯救別人的，但事實上，他們在患者身上看到的程式（記憶），也出現在他們身上，而他們的工作就是療癒自己身上的程式

（記憶）。

- 當治療師身上這些記憶被清除了，患者身上的記憶也被清除了。
- 我要愛我身邊的人，這非常重要。
- 因爲我看到的每個人都是我的鏡子，而他們經歷的一切都與我共享，所以藉由清理那些共有的程式，我們都會變好。
- 我們以爲自己是有意識的演員，但我們錯了！在某方面，我們只是木偶，由神性化身爲我們內在的能量，拉著我們身上的線。
- 我活在一個由信念驅動的世界，無論我相信什麼，都會發生作用。信念可以讓我度過每一天，也會將我的經歷轉換成對我有意義的認知。
- 只有當我不再擋住自己的路，荷歐波諾波諾和意念才會發揮效用。
- 我的心智會阻擋事物的自然流動。
- 一個充滿記憶的心智會阻礙我們體驗當下這一刻的至高喜悅。
- 我運用種種清理方法來移除這個干擾神性計畫的阻礙。
- 神性會傳送我需要的推力給我，我對它的渴望會是一種阻礙。
- 藉由移除阻礙，我回到與神性同在的自己，也就是說，木偶與木偶師再次相逢。

- 來到這個世界時，我的內在帶著一份天賦。一旦移除了讓我無法發揮天賦的阻礙，我就會根據自己的天賦行動。
- 如果神性是我生命的木偶師，我願意成爲神性的木偶。
- 我唯一的選擇，就是順著流走。
- 我會遵照更高的指示行動。
- 我根據靈感採取行動，不會被我的心智阻礙。
- 我讓結果如其所是，因爲我知道、也相信這全是宇宙那龐大計畫的一部分。
- 我採取行動，同時放下。
- 每個人都有自己的天賦，以及要扮演的角色。
- 我不抗拒自己的角色。
- 食物本身並不危險，是我對它們的想法讓它們危險。
- 在吃任何東西之前，我會在心裡對食物說：「我愛你。」
- 對修·藍博士而言，最重要的是愛一切事物。當我愛某樣東西時，它就會改變。
- 一切都從想法開始，而最偉大的治療師就是愛。
- 我爲我的人生和我經歷的一切負百分之百的責任。

- 我知道我在別人身上看到的，都在我裡面。
- 沒有任何事物在外面，一切都在我裡面。
- 無論我經歷到什麼，我是在自己之內經歷它們。
- 我遭遇的所有人都在我裡面，所以除非我往自己的內在看去，否則他們根本不存在。
- 清理是回家的路。
- 沒有人能夠預測自己接下來的想法，因爲想法會自己從無意識之中出現。
- 我無法控制我的想法，唯一的選擇就是在它們出現時選擇去做（或不做）。
- 我在清理我的無意識，這樣我才會有更好的想法。
- 我清理，爲的是要清空我心智裡的程式倉庫。
- 當我清理時，出現的想法會更正面、更有預測性，也更充滿愛。
- 藉由負百分之百的責任及到達「零」，我了解到其他人的記憶（程式）也是我的程式。
- 人們和我共有想法這個事實意味著，我也和他們共有想法。
- 當我清除了我的程式，其他人的程式也跟著被清除。
- 我嘗試不停歇地清理和消除任何擋在我與「零」之間的事物。

- 我知道當我處於零的狀態時，同步性就會出現。
- 處於「零」之中，我就能允許神性啟發我。
- 擁有所有力量的是神性，不是我。
- 我清理，如此我才能聽見神性的聲音，並遵從之。
- 沒有任何自我激勵專家知道他們自己在做什麼。
- 修．藍博士教導我放下並信任神性，同時持續清理所有阻礙我聆聽神性的聲音的想法。
- 藉由不間斷地清理，我拔除了記憶的雜草，這讓我可以更輕鬆、更優雅地面對人生。
- 我知道神性不是門房。我不向祂要任何東西，我只是清理。
- 我持續清理。
- 我對我生命中的一切負責，而療癒一切的方法，就是簡單的四句話：

我愛你。

對不起。

請原諒我。

謝謝你。

- 我將自己視爲我一切經歷的源頭。
- 我對發生在我之內、讓我經歷這件事的一切感到抱歉。
- 修·藍博士的主題思想就是：沒有任何事物在我們外面。
- 我要負百分之百的責任。
- 無論我內在的什麼導致外在的狀況，我都請求原諒。
- 我藉由說這四句話，重新與神性連結：

我愛你。

對不起。

請原諒我。

謝謝你。

- 剩下的就是信任神性，因爲當我痊癒了，外在的一切也會跟著痊癒。
- 一切都在我之內，沒有例外。
- 我知道力量眞正的源頭，就是靈感。
- 我接受生命，而不與之牴觸。
- 我順著流走，同時持續清理發生的一切。
- 我放手，讓神性透過我運作。

- 藉由清理，我看見一個讓一切更好的徹底改變。
- 我在清理我自己的有毒想法，並用愛來替換。
- 人們並沒有錯，唯一有錯的是我的錯誤記憶。
- 我愛一切。
- 荷歐波諾波諾回歸自性法牽涉到對自己負百分之百的責任，以及允許移除內在那些負面的、有害的能量。
- 我很自在，而且過得非常愉快。
- 我常常大笑，玩得很開心，而且很享受我正在做的事。
- 事情已經開始爲我轉變。
- 我的人生在沒有刻意努力的情況下漸漸變得更好了。
- 我清理任何出現在我裡面的事物。
- 我藉由清理自己來幫助他人。
- 我持續清理，並根據來到我眼前的想法和機會展開行動。
- 我知道無論我未來會如何，都遠比我現在所能想像的更好。
- 我有興趣的是這一刻，而不是下一刻。
- 當我專注在當下這一刻時，未來的每一刻都會順暢地展開。

- 當我放下我的小我和它的欲望時，我便允許神性來引導我。
- 我已經了解到，我的意念是限制，因為我無法控制每樣事物。
- 我知道當我將控制權交給一個更高的力量時，奇蹟就會發生。
- 我開始放下和信任。
- 我開始練習與神性連結。
- 我在學習在靈感來的時候認出它來，然後照著行動。
- 我明白我有選擇，但我無法控制我的心智。
- 我知道我能做的最棒的事，就是接受每一刻。
- 在這個階段，奇蹟會出現，而當它們出現時，往往讓我驚訝不已。
- 一旦曾經覺醒，就再也回不去了。
- 我可以做的只有持續清理，如此才能體驗當下這一刻的至高喜悅。
- 我們永遠都會有問題，而荷歐波諾波諾回歸自性法是一個能有效解決問題的方法。
- 只要持續清理，我就會回到那個零極限的地方。
- 藉由不間斷地說這四句話，我就是在與愛協調一致：

我愛你。

對不起。

請原諒我。

謝謝你。

- 當我持續清理時，我就會持續接收到純粹的靈感。
- 當我照著靈感行動時，比我所能想像更棒的奇蹟就會出現。
- 我要做的，就是持續下去，因爲荷歐波諾波諾需要時間。

附錄F

成功運用荷歐波諾波諾的真實故事

（此處收錄的是在各個不同領域運用荷歐波諾波諾的真實經歷。好幾千名讀者在看過《零極限》之後傳來他們的故事，以下是我挑選出來的幾則，全數經過作者同意在此使用。）

依循神性的靈感行動

哈囉，維泰利博士和修·藍博士：

我的名字叫戴倫，我十九歲，住在愛爾蘭，我有個很棒的故事要說給你們聽。一切都是從我讀了《零極限》之後開始的。我每分每秒都在使用「我愛你」「對不起」「請原諒我」「謝謝你」這幾句眞言，一開始什麼都沒發生，但它眞的有效，我被嚇到了。

事情是這樣的：有天我靈光一閃，想要上耐吉的高爾夫球網站看看。當網站打開之後，一個比賽訊息出現在我眼前：「只要買一支新型的耐吉 Dymo Str8-Fit 球杆，然後上網登錄它的編號，你就可以參加一個免費抽獎活動。」

獎品是和老虎．伍茲一起打一場球，其中包括：來回美國的商務艙機票兩張，除了得獎人之外，還可攜伴一名；四星級旅館雙人房，食宿全包；完整的旅遊保險、零用金，以及在美國機場的專車接送服務。

靈感又來了，它說：「做吧。」（這很像耐吉的廣告標語：「做就對了！」）所以我就做了！隔天早上起床，我到附近的高爾夫球用品店買了一支耐吉的 Dymo Str8-Fit 球杆，然後上網登錄編號。隔天靈感又冒出來，要我去辦護照，所以我就去辦了。我拿了護照申請表，塡好之後又去拍了護照用的照片，然後就把東西寄出去了。十個工作天之後，辦好的護照就會寄回來。

那天稍晚，我在家看電視，突然想要上樓回我的房間。結果，我看到有個行李箱放在我房間裡。原來我姊姊正在打掃她的房間，便把行李箱暫時放到我那裡。我對自己說：「我最好收拾一下行李，準備去跟老虎．伍茲打球。」於是我打包了高爾夫球裝和防曬乳，以及其他許多我去美國時會用到的東西。

我很難解釋我爲何要做這些事，但因爲感覺很好，所以我就做了。我每天只是分分秒秒說著：「我愛你，對不起，請原諒我，謝謝你。」而當靈感來時，我就去做它要我做的任何一件事。幾個星期過去了，我一直專注地說：「我愛你，對不起，請原諒我，謝謝你。」

有一天，我有了個靈感，要去收電子郵件。結果，我的收件匣裡有一封信——一封來自耐吉的信！上面是這麼寫的：「親愛的戴倫．拜恩，恭喜你！你參加了**Dymo Str8-Fit**的抽獎活動，而你中獎了！這封信是要通知你贏得了這個比賽，有機會在耐吉高爾夫球的贊助下，於二〇〇九年前往美國跟老虎．伍茲打球。請與我們連絡，讓我們知道你收到了這封信，並請提供你的詳細住址和電話資訊，以便我們爲你安排相關細節。再次恭喜你！」

這是不是太棒了？我？跟老虎．伍茲打球？我還沒有啓程，因爲耐吉跟我說伍茲二〇〇九年的行程已經滿了，所以等到二〇一〇年，我就可以和他一起打球了。而同時，因爲我必須等待，所以耐吉送了我一盒相關用品，裡面有高爾夫球衣、高爾夫球鞋、高爾夫球等等。我想要謝謝你們的幫忙。你們讓我的人生非常快樂，而我才十九歲耶！我迫不及待想看看神性還爲我和我的人生準備了什麼！謝謝你們！希望你們擁有最美好的人生。我愛你，對不起，請原諒我，謝謝你。

——戴倫．拜恩

神性告訴我：「這是個清理工具！」

親愛的喬：

我的荷歐波諾波諾之旅，從我看了《祕密》並訂購你的電子報之後開始。我買了《零極限》，而且每年會參加兩次荷歐波諾波諾工作坊。我是個酵素療法治療師，在全世界擁有超過兩千名客戶，而荷歐波諾波諾改變了我、我的家人和朋友，以及我的客戶的人生。當我覺得受到啓發時，我就和客戶分享荷歐波諾波諾，而他們也和我一樣，從實行之中得到許多正面的人生轉變。

我有很多類似的體驗，但我想要告訴你的，卻是一個令我震驚不已、完全出乎意料的驚喜──一次頓悟。當時我剛從我的第四次荷歐波諾波諾工作坊回來，很放鬆地、腦袋裡什麼也沒想地和朋友坐在我家的客廳裡。我丈夫約翰優閒地走了進來，把他拍的影片放進播放器裡，要給一位新朋友觀賞。

這段影片的標題是「奇幻之夜」，裡面有八十三張北極光的照片，是約翰十九年來追逐極光所蒐集的。因爲看過太多次，所以我已經沒什麼感覺，而且我必須承認，有時看到他新拍的照片，我甚至有點生氣，因爲他花了這麼多時間拍這些照片，卻從來沒想過把它們拿來賣！噢，眞是的！

當約翰按下「播放」鍵，影片開始放映，霎時間，就像被神性雷擊一樣，有個聲音對我說：「這是個清理工具。」我完全說不出話來。而當我最後終於能開口時，沒人聽得出那是我的聲音！我眞是搞不懂，這些照片我看了十九年，竟然一直沒發現這一點。

我不必思考下一步該怎麼做。我有個網站，我們便把那些極光照片，搭配療癒的豎琴音樂，做成DVD放到網站上賣。

讓我們很高興的是，一直都有人來購買「奇幻之夜」的DVD。我很開心神性引導了我，讓我跟這個世界分享約翰拍攝的這段美好的療癒影片。

這裡還有兩個故事：

- 我跟一位擁有一間療癒中心的朋友分享了荷歐波諾波諾，後來她打電話給我，哭著說那些字眼很空泛、沒有意義，而且她覺得自己快要崩潰了。我告訴她：「不，你是要開始突破了！」下一次再見到她時，她告訴我，那個經常威脅要開除她的上司，在她實行荷歐波諾波諾十五分鐘之後，就突然有所轉變了。有一天，他從自己的座位上探出頭來，對她說：「你知道嗎？我對於我們總是意見不合眞的覺得很抱歉。我知道你有許多很好的想法，希望你能多多和我分享。」

● 我在買日用品時，一邊做著荷歐波諾波諾。當我推著購物車到我的車旁邊時，一陣音量極大、非常擾人的汽車警報聲傳到我的耳朵裡。我跟著聲音來到一輛窗戶稍微打開一些的車子旁邊，發現車裡有一隻體型迷你的小狗正發了瘋似地跳上跳下，失控地大叫。牠那神經質的叫聲完全被警報聲蓋過去了。我的手一碰到那輛車的瞬間，警報聲就停了，那隻狗也不再大叫、不再跳上跳下，而是跑到窗戶邊舔我的手指頭，因為我把手伸進窗戶裡想要安撫牠。懷疑論者可能會說這只是個巧合，但我可不！

——莉塔·李

一本受神性啓發所寫的童書

使用這個方法產生了太多奇蹟，多到沒辦法在這裡說完。不過我想要提的是，因為使用了這個方法，讓我受到啓發，寫了一本荷歐波諾波諾的兒童書。有什麼比教孩子荷歐波諾波諾更棒的？

這個靈感一出現，這本書在一天之內就自己寫完了，而且現在已經快要出版了。

我好愛荷歐波諾波諾，而且孩子實在是非常純淨的存在，如果他們能在年紀還小的時候就學到這個方法，對他們的人生會非常有幫助，我們的世界也會變得更平和。

我寫信給修．藍博士，告訴他我寫了這本童書，而他說如果這是受到靈感啓發所寫的，那就很好。當然，我知道唯一有責任清理的人是「我」，所以對我來說，這是一趟充滿驚奇的旅程，而且持續如此。我會繼續清理這本書，讓它能送到全世界孩子手上。

——查倫．瑟德哈

透過清理，一隻受重傷的小狗得救了

我的名字是梅德琳．圖特曼，今年二十歲，還在念大學。我最近讀了你的書，從中得到許多啓示。我從來不知道人生其實是我自己內在世界的投射，而對接下來我要講的事來說，這一點很重要。

我朋友有隻小狗叫喜寶，是我見過最可愛的狗，昨天下午，牠被附近的兩隻狗攻擊，狀況很糟，獸醫無法保證牠可以活下去，就算可以，或許也要截肢。聽到這件事，我震驚得簡直快要崩潰。我無法想像我怎麼會吸引這種事情到自己的人生裡，然後我突然明白了……

幾個星期前，我在一個電視節目看到有個女人的小狗被一隻哈士奇犬攻擊，最後死了。我在看電視時非常生氣，而且放任情緒帶我進入那些感受中。想法眞的會變成現實！所以聽到喜寶的事之後，我就知道我必須清除我創造出來的這件事。我使用了好幾種你建議的方法，想像自己和喜寶一起奔跑，想像牠就和我前一次看到牠時一樣開心、健康。我寄了一封簡訊給自己，上面寫著他們已經醫好了牠的腿，只要做一些物理治療，牠就會康復了。但最重要的是，我拿了一張喜寶的照片，在大約十分鐘的時間裡一直重複地對著照片唸：「我愛你，請原諒我，對不起。」

當天傍晚，我母親跟我說喜寶已經做完手術了，狀況良好，而且他們保住了牠的腿。雖然還得做一些物理治療，但之後就會完全康復了。她所說的話，幾乎就是我寫給自己那封簡訊的翻版！在不到二十四小時內，喜寶就得救了，這一切都要感謝我能量的轉換。

——梅德琳．圖特曼

我的事業以荷歐波諾波諾的方式，輕鬆地成長

親愛的喬：

聽到你要出另一本進階版的荷歐波諾波諾書，讓我非常興奮！我已經在生活中使用這個清理方法好幾年了，成果斐然，但直到六個月前，我才開始把它運用在自己的事業上，而我只能說：「哇！」

事情是這樣的：身為一個極度敏感、以心為導向的女人，我會在與潛在客戶見面之前先清理，然後花大約十分鐘感覺他們是什麼樣的人、想要達成什麼樣的目標，以及是什麼東西沒有準備就緒——如果有的話。當我處於這種開放與中立的狀態時，靈感很容易泉湧而至。然後我會拿出一張紙，先寫上我的名字（姓與名），然後在同一行再寫上客戶的名字（姓與名），中間相隔大約六、七公分，像這樣：

喬治娜．思薇妮　　喬．維泰利

接下來幾天，我會一邊用鉛筆尾端的橡皮擦消除任何卡在我們名字之間的障礙，或者只是在心裡想像兩個名字之間的空白被清理乾淨，一邊重複默唸荷歐波諾波諾的四句真言。在碰面之前，我會閉上雙眼，在心裡叫客戶的名字，並且再次重複默唸那四句話。接著，我飄升到更高的自我，想像我在和他們的更高自我展開銷售會談。在真正開會的過程中，我遵循以心為基礎的銷售方式，避免給彼此任何壓力。而在做後續追蹤時，我會在把企畫書用電子郵件寄給客戶之前再次清理，並在唸完荷歐波諾波諾四句眞言之後說他們的名字。當我感覺到平靜，並且放下任何期待之後，就按下「傳送」鍵，心裡只抱持著一個意念：唯有在合作對雙方都是最有利的情況下，我們再合作吧。

自從這樣做之後，我與潛在客戶的關係就有了戲劇性的改變。我不再害怕被拒絕、不再感到焦慮，最棒的是，我現在的成交率相當高。到今天爲止，我都沒有和人分享過這個做法，但我希望藉由在這裡分享，能夠幫助其他更多以心爲導向的人，讓他們的事業能夠以荷歐波諾波諾的方式，輕鬆地成長。

——喬治娜．思薇妮

在工作和財務上幫助我的荷歐波諾波諾

三年前，我買了《零極限》的有聲書，放在iPod上聽。只要重複對神性說那四句話，就能清理那些正在重播且創造了我們的實相的記憶，接收到靈感，來解決人生中的問題，這實在很有趣，也很不可思議。我曾經好幾次見證荷歐波諾波諾的效用，以下提供兩個小故事：

我的工作必須經常和製造商的高層人士開會。這一次，和我開會的是一位大家都說很難搞的高層，他最有名的是，如果對當時和他洽談的人或他們要談的生意不感興趣，他會直接走人。

我開始不斷唸誦荷歐波諾波諾那四句話，並請求神清理我內在可能導致這位高層人士在和我談話時直接走人的任何記憶。到了要開會的時候，我覺得很放鬆，且充滿自信。他一到，我們就開始討論，等我注意到時，已經是午餐時間了！令人驚訝的是，他邀請我一起吃飯，然後吃完飯，我們又回到會議室敲定生意。無須贅言，從那次之後到現在，我們的工作關係和私交都非常好。很多在現場目睹這件事的人都問我到底做了什麼，我告訴他們，我在和他碰面時處於清淨的狀態，因爲我用了荷歐波諾波諾來清理！

另一個故事是關於房貸。我爲房貸所苦，已經遲繳了好幾個月，繳款金額一直增加，利息也是。有一天，我在有聲書裡聽到，你可以用鉛筆尾端的橡皮擦反覆在文件上敲打，同時唸誦荷歐波諾波諾那四句話，如此就可以清理不斷在與文件相關的狀況中重複的記憶。開始這麼做之後，有一天，我接到銀行打來的電話。這次的電話和催繳電話不一樣，他們請我到銀行去聽聽他們提議的一個繳款計畫。

我去了銀行跟他們談，腦子裡不斷唸誦那四句話。而當我看到他們提議的計畫時，驚訝得說不出話來！銀行提議，他們會吸收我之前逾期未繳的錢，並調降利率和每個月的付款金額（這會持續一段不算短的時間）。請注意，我從來沒要求他們這樣安排！這難道不是個奇蹟嗎？當然是！

這兩個故事只是我在使用荷歐波諾波諾後生活出現變化的小小例子。我的太太和兒女也在學校、教會、朋友和每天的日常生活中使用荷歐波諾波諾，都有很好的效果。

——瑟吉歐．利撒拉加

因為清理，我改善了和前夫家人的關係

我和結褵二十五年、一起生養了四個孩子的男人離了婚。他是個非常和善慈愛的人，我也是，我倆是人人稱羨的模範夫妻，因爲我們對彼此總是敬愛有加，所以沒人想得到我們會離婚，其實就連我和他也沒料到會有這一天。當時的我很不快樂，被困在某種狀況中，便提議離婚。

結果就是，過去一直視我爲好朋友、好妻子和好母親的家人和朋友，都認爲我的行徑低劣。他有幾個兄弟姊妹表現得很友善，但另外幾個就對我懷抱著敵意。我了解這是他的大家族成員對他表現忠誠的方式，但我還是覺得很受傷，因爲這些人都曾經是我的家人，是我在過去很長的時間裡愛過、關心過的人。

隨著時間過去，他們其中有些人遭逢病痛或困境，而在每天的靜心中，我都為這個家族和我自己清理。我實行荷歐波諾波諾，希望對他們家族成員有所幫助。

就在我開始實行荷歐波諾波諾幾個月之後，我的前公公過世了。我參加了告別式，心裡多少明白他們家人看到我會有怎樣的態度，但我知道參加告別式是我該做的事。不過我完全沒想到，這竟然讓我有機會體驗一生中最具療癒效果的情境。他們家族中的每一個人都和我說話，無論是我先打招呼，或是他們主動開頭。他們不只讓我向他們表達心中的愛和同情，也為了他們過去對我表現的敵意向我道歉。

這些對話修復了我和他們的關係，之前我還以為他們永遠不會再和我說話了。我怎麼也想像不到會出現這樣的和解畫面。我知道這是我實行荷歐波諾波諾的結果，沒有其他的解釋了。我帶著祈求原諒的意念清理，對他們所有人傳送愛與感謝，而這麼做，也讓我接收到同樣的愛與感謝。

——南西・芭莉絲

稅金解套辦法因荷歐波諾波諾而出現

自從兩年前開始學習荷歐波諾波諾之後，我就在每天的生活中使用它，而我發現，問題往往就這樣解決了。我跟朋友及客戶分享這個方法，因爲我是個健身教練和激勵講師，我的人生職志就是幫助他人，不論是在身體上或心理上。

我的一個客戶說，她花了三個月的時間，將荷歐波諾波諾運用在她和她丈夫共同面對的一個問題上。事情是這樣的：他們的會計師三個月前說他們欠了政府一筆爲數不小的稅金，這對他們來說是個非常沉重的打擊，會讓他們傾家蕩產，原本習慣的舒適生活可能在一夕之間瓦解。這給他們兩人帶來很大的壓力，她和她丈夫沒辦法睡覺，也沒辦法好好過日子。會計師試了又試，卻找不到可以幫這對可憐的夫妻解套的方法。

於是，我的客戶開始運用我教她的荷歐波諾波諾，日日夜夜不斷唸誦：「對不起，請原諒我，謝謝你，我愛你。」就這樣持續做了三個月。在要把支付稅金的支票拿去給會計師的前一晚，他們決定先打個電話給會計師，看看他是不是奇蹟似地找到什麼方法，讓他們不用付這麼多錢。不過，會計師當然滿懷歉意地說這次實在沒辦法幫他們解套。

那天晚上他們上床睡覺時已經認命，相信那就是他們豪華生活的最後一晚了。然而，我的客戶還是不放棄，繼續使用她的清理方法。第二天，他們出現在會計師的辦公室，準備把兩人辛辛苦苦工作這麼久賺來的一切都交出去。這時，會計師走了進來，臉上露出燦爛的笑容，嘴上直說：「這眞是個奇蹟！」原來，他在前一天晚上找到了他之前一直在找的「漏洞」，解決方法奇蹟般出現在他眼前！經過仔細而徹底的檢查和計算，會計師說，他們那年的稅金一毛都不欠了。

有件事你一定要了解，過去三個月裡，會計師一直要我的客戶和她丈夫有心理準備，因爲他們可能要支付一大筆錢——我說的可是六位數美金。但是到了他們要把辛苦賺來的錢全部奉上那一天，會計師卻找到了解套辦法，讓他們一毛錢都不用付……一毛錢都不用付喔！如果這不是奇蹟，我不知道什麼才是。

——厄尼・迪・米尼可

神性透過我發揮力量

二〇〇七年，我和我丈夫到夏威夷參加了零極限活動，從那時起發生了好多事。大約兩年前，我在一篇文章中讀到活體腎臟捐贈這件事，也就是把自己的一顆腎臟捐給親人或陌生人。我非常害怕任何一種醫療行爲，所以我會上網登記捐腎，自己也覺得非常難以置信。

後來，我接到一位住在紐約的男子打來的電話。他因爲腎臟病，正逐步邁向死亡。他沒辦法工作，人生只剩下痛苦和洗腎的折磨。他的家人都試著捐腎給他，但每一個都因爲不同原因而無法配對成功。要成爲活體捐贈者必須經過非常嚴格的檢查，而且和陌生人配對成功的機率微乎其微。經過幾個月的檢查，我通過了一個又一個醫學難關，最後一步就是我要從佛羅里達飛到紐約，在進行移植的醫院接受最後一系列的檢驗。

就在出發去紐約之前，我最好的朋友和事業夥伴做出一些讓人無法置信的事，徹底毀了一個我們一直非常用心經營的生意。她留下我一個人面對財務和法律上的麻煩，自己跑去躲起來。到現在爲止，她已經離開九個月了，我每天都在腦子裡想著她的樣子，一邊重複唸誦荷歐波諾波諾那四句話。我覺得我已經不再憤怒了，而且我想，荷歐波諾波諾拯救了我，讓我不至於變得刻薄又充滿怨恨。也許這本身就是一種奇蹟了。

在這期間，我還得決定是不是要放棄那個有可能捐贈腎臟的機會，留下來專心面對自己事業上的危機。基本上，我是有藉口放棄的。如今，荷歐波諾波諾的四句眞言已經在我腦子裡無休止地循環運轉著，它能讓我冷靜下來，保持專注。而每當我停止了腦子裡的喋喋不休，都會聽到內在的聲音說：「不要打亂原定的計畫。」結果，我的器官捐贈配對成功了。從我上網登記捐腎的那一刻起，我就知道一定有個人在某個地方等著我挺身而出。我沒有宗教信仰，而察覺到神性透過我發揮力量，是一種非常難以形容的感覺。我無法解釋，只能說我覺得自己與神性連結了。

移植手術在一月進行。我的部分花了四個小時，受贈者則更長一些。在麻醉發揮效力之前，我記得的最後一件事，就是荷歐波諾波諾那四句話在我腦中閃過。移植手術在受贈者身上立刻出現成效。就在換腎之後的幾分鐘內，他的氣色變好了，手腳的腫脹也消減許多。他不必再洗腎，也回去工作了，而且今年夏天還要去法國徒步旅行呢——去年夏天的他可是瀕臨死亡，眼前完全看不到希望。至於我，在休養兩個月之後，我又回復平常的生活。事實上，現在我幾乎不會想到那次的手術。

我認爲，荷歐波諾波諾幫助我在困難時期堅持原定的計畫，並爲即將到來的奇蹟鋪路。

——喬依絲·薩爾丁

因類風濕性關節炎而受創的膝蓋在四句話中復元了

二〇〇八年，我得了類風濕性關節炎，讓我至少十個星期臥床不起，而且之後好幾個月一直非常虛弱。我唯一的運動就是跛著腳從我的床蹣跚走到電腦旁邊，上網瘋狂搜尋各種另類療法，希望可以治癒這個大家都說治不好的病。奇怪的是，在我的搜尋過程中，荷歐波諾波諾不斷跳出來，所以最後我訂購了《零極限》。書送到的時候，我病得很重，而且快速失去信心，覺得自己永遠不會好了。

我看到書封的第一個反應是，這不過是個瘋狂的夏威夷魔法把戲，然後直接把它放到書架上。到了那年的下半年，我已經熬過最糟糕的階段，儘管我的右膝嚴重受損，走起路來非常疼痛。那時，我正準備和我的伴侶去山上度假，就在出門的幾天前，我把《零極限》從書架上拿下來，開始閱讀。結果，我完全沒辦法把書放下。我開始不停地重複唸誦那四句話，這麼做很神奇地讓我的身體輕鬆了許多。就這樣做了幾天，每一張我曾經見過的臉孔都出現在我的意識中，我第一次覺得，我真正了解有一條看不見的線連結著我們每一個人。在山上的小木屋裡，我將那本書的精華部分唸給我的伴侶聽，他立刻接受了荷歐波諾波諾的概念，並願意使用它。我告訴他，修．藍博士運用荷歐波諾波諾治癒了夏威夷州立醫院裡罹患精神病的罪犯——事實上，光是這件事就讓我們兩人對這個方法的力量驚歎不已。

第二天，我們開車到山上的一個觀景點。我的膝蓋還是非常不靈活，根本沒有想要走路到任何地方去，我卻奇怪地發現自己跟著伴侶的腳步往下走，一走就走了三百五十個的台階。就在我繼續往下走時，我把腦袋裡的念頭從「我應該現在就停下來，不然等一下就要請空勤隊來救我了」，轉換為「對不起，請原諒我，我愛你，謝謝你」。走到最後一個台階時，美麗絕倫的景色就在眼前迎接著我們——一道令人屏息的瀑布像新娘頭紗般，從鋒利的峭壁邊緣直瀉而下，兩邊環繞著長滿植物的砂岩懸崖。但是，我正在懸崖的一半，而唯一可以回去的路，就是再往上走完那三百五十個台階，用的是我那個到目前為止都還沒有辦法向上爬樓梯的膝蓋。

我非常小心地開始往上走，不斷地罵自己怎麼會這麼笨，預期等一下會非常痛苦，結果卻發現向上走的每一步都毫不費力，也不疼痛。這是個奇蹟！同一個膝蓋幾個月前還腫得像椰子一樣大，抽了四次積水，注射了好幾次可體松都毫無幫助（而且平常走路時會摩擦得咯咯作響，痛得不得了，完全沒辦法做出向上的動作），現在卻能讓我輕鬆地向上爬了三百五十個台階，回到山谷的頂端。

從那天起，我的膝蓋就完全好了，而我也將荷歐波諾波諾納入我每天的生活中。我相信那四句話帶著通用的療癒頻率，那樣的頻率充滿於賦予我們所有人生命的意識當中。無論用什麼語言說，那四句話都同樣帶有放下、原諒、感激和愛的共振頻率，不可思議地讓神性的恩典在你與周遭人的生命中閃閃發光。

——克莉絲汀·司坎朵伯利

「清理」讓我的食道癌和乳癌消失了

親愛的喬：

二〇〇九年眞是特別的一年！我讀了很多你的書，而且很愛把它們的有聲書版本放進我的iPod，一遍又一遍地聽。我買下《零極限》這本書時，剛好在生死關頭。巧合嗎？不，我可不這麼認爲。

去年三月，我被發現長了一顆十六公分大的腫瘤……食道癌。我非常震驚，而且你可以想像，我覺得這種事不可能發生在我身上，但它還是發生了，而且狀況並不好。如果你不太了解食道癌，那麼我可以告訴你，它的存活率非常低。我在網路上找到的資料越多，越是沮喪、害怕。我關上電腦，然後在跟醫療團隊碰面時，打開iPod開始聽《零極限》，一路清理，無論是去看外科醫師、內科醫師，或是接受化學治療和放射線治療，在一個接一個的療程中，我都會聽你和修．藍博士說話。我清理、清理，再清理。令人驚訝的是，我和神性攜手……就好像我直接傳了一個通關密碼給祂。是奇蹟嗎？他們幫我做了手術，拿出我的食道，卻沒發現任何腫瘤，它不見了。整個醫療團隊驚愕不已，他們就是找不到腫瘤。四個月後，他們又幫我做了一次檢查，然後說我沒有癌症了……不過兩天之後，我又發現另外一個腫塊，是乳癌，不知怎麼地沒有被檢查出來。我再次清理又清理，三個月後，它也消失了。

清理讓我能夠去接受，並且變得謙遜。我覺得自己比過去任何時候都更被疼愛，而且我從來沒有這麼感恩過。和神性一起清理幫助我拯救了自己的生命，我等不及要看看接下來還會有什麼了。謝謝你……對不起……請原諒我……我愛你。

——葛芮・戴維森

引發嚴重頭痛的鼻子問題就這麼沒有了

讀完《零極限》之後沒多久，我就因爲持續了大約一年多的鼻子過敏問題，開始出現嚴重的頭痛。我頭部的好幾個區域都照了X光，確定我的鼻腔裡塞滿了某種東西。我每天都覺得痛，而且壓力很大。醫生開了三種不同的藥和止痛藥給我，吃了之後，症狀會消失大約兩、三個星期，但之後又會回來，和之前一樣痛。

有一天，我夢到我在看自己的X光片，同時手裡拿著一塊橡皮擦，正在把我鼻腔的影像擦掉。通常我會很注意自己的夢，因爲我有分析夢的習慣。這個夢感覺起來很怪，我卻沒有採取任何行動，因爲我當時並不知道這個夢要傳達什麼訊息給我。我還是繼續吃藥，但狀況依然沒有好轉。

幾天之後，我翻開《零極限》，突然想起裡頭提到一個荷歐波諾波諾的清理方法：只要你有需要，隨時可以用鉛筆尾端的橡皮擦來清理。就是這個！一切都合理了。我花了一個星期的時間，每天晚上拿著我的X光片，一邊用一塊大的方形橡皮擦清理它們，一邊說：「我愛你，對不起，請原諒我，謝謝你。」整個過程大約持續五到十分鐘。此外，我也會觀想一道白色的光從我的鼻子進入，清理我的頭部。一個星期之後，沒有疼痛、沒有發炎症狀、沒有黏液分泌，什麼都沒有了！大約一或兩個月後，我的症狀又開始出現，於是我將之前的清理程序重新操作一遍，然後就覺得好多了。我也了解到，我在鼻腔裡儲存了一些記憶，所以我必須清理它們，並且放下。修．藍博士，謝謝你教導我們這麼棒的方法！

——吉賽兒．索堤洛

清除了導致朋友生病的記憶後，他就從昏迷中甦醒了

我從實行荷歐波諾波諾當中見證了奇蹟！我第一次讀到荷歐波諾波諾相關資訊，是在二〇〇七年，當時我並不相信，不過幸好我選擇保持開放的態度。五個月之後，我再次透過信件收到和它有關的資訊，我真的相信自己可以在人生當中體驗到荷歐波

諾波諾的效用。

幾天後，我因爲去參加一場研討會，而獨自在另一個城市的飯店餐廳裡吃飯，結果接到我姊姊打來的電話，告訴我阿奇亞斯——我們一位六十五歲的朋友——病得很重。他已經在醫院裡昏迷了一個星期，醫生說他病得很重，而且他的身體對藥物治療的反應並不好，所以他們覺得他活不過三天。

講完電話後，我想起了荷歐波諾波諾，便決定開始實行這個方法。我進入自己之內，請神性告訴我，到底是我內在的什麼東西導致阿奇亞斯病得這麼重（負起百分之百的責任）？我在全然的靜默之中靜心了幾秒，然後神性回答了我：「有一次，大概是二十年前，你覺得阿奇亞斯喜歡生病，因爲他總是在談論藥物、醫生和醫院之類的話題。」

收到這個答案時，我向自己坦承，這的確是我對他有過的想法！我開始請神性原諒我，並且說道：「對不起，請原諒我。」然後我聽到一個聲音對我說：「好！這個想法已經被消除了，現在已經完全被遺忘了！」於是我全心全意地說：「謝謝你！我愛你！」

從那時起，只要一想到阿奇亞斯，我就帶著同樣的情緒反覆對自己說：「對不起，請原諒我，謝謝你，我愛你！」那種疾病的能量圍繞著他的感覺消失了，取而代之的是覺得阿奇亞斯全然健康的感受。

兩天後，我姊姊再次打電話給我，很驚訝地告訴我，阿奇亞斯已經從昏迷中甦醒，而且醫生說他的生命徵象越來越穩定。所以，我持續唸誦那四句話，一遍又一遍，直到我被通知阿奇亞斯已經出院，不但生龍活虎地回到家，而且已經完全康復了爲止！

最令人驚訝、最神奇的事，發生在一個月後：阿奇亞斯打電話給我，謝謝我去醫院看他，說他從昏迷中甦醒時看到了我。然而，我的人從來沒有去醫院看過他，因爲我住的地方離他所在的城市並不近。我眞的相信荷歐波諾波諾。我知道這是一個神奇的方法，我也在其他許多例子中證明了這件事。

——瑪．伊蓮娜．孔達拉斯．P

頭部被撞到而昏迷的小男孩就這樣醒了過來

親愛的喬：

我來自俄羅斯，是一位激勵講師。在我個人數不盡的荷歐波諾波諾奇蹟中，我挑選了最近的一個與你分享。

二〇〇九年五月的一個晚上，我接到一通意想不到的電話，來自我以前的一位學生。她聽起來非常擔心且難過，因爲她的小外甥，一個十歲的男孩，在他家院子裡開心地跑跳時，一扇原本靠在房屋牆上的巨大鐵門突然倒了下來，壓在那男孩身上，並且打中了他的頭。他被送進醫院，陷入昏迷。

我的學生打電話請我幫忙，我只跟她說：「持續不斷地重複唸誦那四句話——我愛你，對不起，請原諒我，謝謝你。」而我自己也一整晚都在唸那四句話，直到睡著爲止。

隔天下午，她又打電話給我，告訴我奇蹟出現了。小男孩已經從昏迷中甦醒，還跟人要東西吃，完全沒事了。他的生命不再有危險，這次的昏迷也沒帶來任何負面影響，唯一的狀況是他的下顎裂傷。醫生非常驚訝，也無法解釋爲什麼他的大腦完全沒有損傷。我的學生把這個叫作奇蹟，而我稱此爲「荷歐波諾波諾大顯身手」。

——娜塔莉亞·圖加諾瓦

四句話幫我保住了我們的家

我是一個最不懂得掌握我的「正面振動」和正面想法的人，一直到我發現了《零極限》這本書。大約就在這個時候，房東打電話來說有人想要買下我們正在住的這間房子，我們應該開始準備搬家了。你可以想像，這件事讓我們多擔憂、壓力多大。

就在我試著實行荷歐波諾波諾這個清理方法幾天之後，我感受到自己出現了戲劇性的轉變。一個星期內，我就能夠感覺到我什麼時候需要清理，以及我的能量什麼時候會「卡住」。每天早上，以及晚上睡覺前，我都會對著房東的照片清理，這讓我不再懷疑和擔心我們要從現在住的地方搬走。

幾個星期後，我們又接到房東打來的電話，他說原本要買房子那個人想一想之後，發現自己其實沒那麼有興趣，因此假如我們有意願，可以買下這間房子！我們全家人高興得跳了起來，因爲這是我們的家，我們並不想離開。這對我們的意義太重大了。「對不起」「請原諒我」「我愛你」「謝謝你」這幾句話在我最需要時來到我身邊，幫助我保住了我們的家！睡著的時候，我做了一個來自神性的夢，祂說我應該寫一本詩集，而這就是我最新的目標。同時，樂透號碼也開始出現在我的腦海中。從現在開始，只要接收到神性的指示，我就會照著行動！

——伊娃．萊特

清理房子、清理自己，我獲得免費的住處

我是個單親爸爸，在遇見《零極限》和荷歐波諾波諾之前，我得到一個機會，可以免費住進一個葡萄園／大豆農場（只要幫忙打掃），於是我和我女兒就搬過去了。

讀了《零極限》之後，我發現這間舊農舍和我非常相像：我們都需要被好好地整理。於是，我把那四句話運用在自己身上，也用在這棟房子上。我清掃了房子，重新擺設，並且好好地保養它。我在地下室打造了一間藝術工作室，而一樓的空間則讓人光是待在那裡就覺得很舒服。

一年之後，房東來檢查房子，結果讓她印象深刻。那時，這棟房子的每個角落全都一塵不染，我的內在也同樣乾淨、清爽。我覺得很棒。

檢查過後幾個星期，房東還是很驚訝我對這塊地產負起擁有者的責任，儘管我是免費住在那裡的！然後，她請我搬走！她提出了以下的建議：我可以搬進另外一個更新、更大、更豪華、位在一個好社區裡的房子，而且……完全免費！我要做的就是清理它（清理房子、清理自己，這是我的祕訣），就像我對現在住的地方所做的一樣。

結果，我拒絕了！我直接拒絕搬走，這讓我的房東很驚訝。我覺得我和這棟房子都很好啊，但另一方面，其實這棟房子也想要我離開。我的房東受挫之後，把條件從

原本的「只要幫忙打掃就能免費居住」，變成同時幫我支付信用卡費用，並補貼我在食物上的開支（我只吃有機食物，所以費用非常、非常高昂）。

不用說，我接受了這個條件，然後搬走了，而且繼續清理。當我快要完成接下來這棟房子的清理時，房東已經帶了幾個醫生來看房子了。這棟曾經難以出售的房子已經在問我要不要自己買下來，或者搬到另外一個屬於我的安全所在了。

——愛德華・伊沙威爾

我因為荷歐波諾波諾，改善了和前妻的關係

我有過一次非常奇妙的荷歐波諾波諾經歷。當時我剛讀完《零極限》，正在進行清理工作，並且把焦點放在原諒我的前妻，因爲我們的離婚過程歷時三年，發生了許多不愉快的事。在實行荷歐波諾波諾時，我發現我的能量轉換了方向，從原諒前妻，變成原諒我自己在這個過程中扮演的角色。令人驚訝的是，我發現自己將整件事看作一場美好的雙人舞（想像它是個陰陽符號），最後終於能夠接受一切，超越這場痛苦的爭鬥，到達一個平靜的靈性所在。

讓自己在這場雙人舞中的角色休息之後，我終於可以溫柔地將我的前妻從她在我

心中占據了八年的位置驅逐出去。幾個月後，我太太和我利用國慶日假期一起到加州看我的女兒和兒子，他們和我前妻在一起。我的前妻原本打算我們一到她就離開，開車回她在拉斯維加斯的家。我們原本會一如往常，僵硬地說聲「哈囉」和「再見」，然後她立刻走人。

不過，事情剛好相反。她的車在前一天壞了，而因爲是國定假日，她得留在加州直到修車廠開門才能幫她修車。我們邀請她留下來一起過節，她也答應了。大家一起在海灘上消磨了一些時間，開玩笑、聊天、吃了一頓美味的烤肉，最後甚至一起泡熱水浴呢！我的太太和前妻相處融洽，實在太驚人了！如果沒有《零極限》和荷歐波諾波諾的清理過程，這一切都不可能發生！

——約翰・迪倫

我透過清理，接收到種種不平凡的訊息

有人在一九八六年告訴我荷歐波諾波諾這個夏威夷心靈療法，而且很幸運地由莫兒娜・西蒙那親自指導，就是她改良了這個方法，讓任何人都能使用。

就在我勤快地運用這個方法時，我體驗到之前充滿抗拒的地方放鬆了下來。我把

它應用在健康、財務、人際關係和各種狀況上。除了荷歐波諾波諾的清理過程之外，莫兒娜還教我要靜心，請神性給我指引。神性會告訴我該做哪些事、不該做哪些事，提醒我該注意的問題，告訴我要清理什麼，並給我適當的工具來處理特定問題。

我在紐約市教授電視廣播很多年，發現當我持續使用荷歐波諾波諾來清理事情和我不這麼做時，會有極大的差別。我很努力地用荷歐波諾波諾來清理的那些班級會出現非常不同的狀況——我會在教室附近找到免費的停車位、有一整班熱中學習的可愛學生，而且當我上完課回到家時，會感到心滿意足。許多不平凡的經歷紛紛從我的清理中出現，我開始接收到來自天使、揚升大師和其他人的訊息。

有一天晚上，《聖經》裡的以賽亞提醒我要清理地球的變化，他說那些變化不會影響到我，但還是要清理，而且要找之前的一位荷歐波諾波諾指導員卡瑪卡一起清理。我和卡瑪卡共同清理地球的變化，之後我們才知道，那天晚上當地發生一起地震。卡瑪卡後來跟我說，如果我們沒有按照指引去做，地震的後果會更嚴重。

這個方法清理了太多東西，讓我有時能夠看見天堂，並接收到對我和其他人來說剛好適切可用的訊息。就在學習荷歐波諾波諾的同一時期，我發現我可以記起自己的前世，但最棒的是，我可以讓前世曾經是我的那些人出現在我面前，告訴我需要清理哪些資訊，因爲他們的記憶一直到今天都還在影響我。

無論碰到的問題或難關是什麼，我都會使用荷歐波諾波諾。我每天一定會先以荷歐波諾波諾清理我會在那天碰到的每一個人、地方和事情，這為我的人生帶來平靜和平衡。大家都說我異於常人地冷靜，這是因為我有一個好用的工具可以運用在所有事情上。我不知道如果沒有荷歐波諾波諾這份禮物，我會變成什麼樣的人，在什麼樣的地方，做什麼樣的事。我在某些領域成功地清除了一些東西，而在另外一些領域，我仍在努力清理持續出現的新影響因素。但我覺得很幸運的是，無論問題是什麼，我知道只要實行荷歐波諾波諾，一切都會被清理，並回到平衡的狀態。

——喬依．派德森

連結亡靈的動人時刻

荷歐波諾波諾，多麼神奇又美好的字眼，它大大改變了我們和其他人的人生，謝謝你，謝謝你！我的同事和朋友，蘇，剛在紐西蘭的奧克蘭買了一塊占地五英畝的土地，上面還有一棟很老的房子。她一到當地看到那棟房子，立刻就知道那房子需要非常多的清理工作，那塊土地需要的則更多。

於此同時，進入我們生活的其他人為我們拼湊出完整的畫面。原來，蘇的土地和鄰近幅員遼闊的地區發生過爲數衆多的征戰和死亡事件，時間則要追溯到幾百年前的紐西蘭毛利人時代。藉由清理土地上的亡靈，並祝福那塊曾有許多人死去的土地，可以讓遼闊的鄰近地區同時被提升——該地充斥著經營失敗的生意、不和睦的家庭，以及非常高的青少年自殺率。

我們坐在那塊土地的中心點，開始進行這場清理最重要的部分。我知道我們必須連結某個迷失的靈魂，他的力量非常強大，就是他困住了所有亡靈，讓他們無法回家。用我的方式的話，亡靈會進入我，而我們會有時間溝通，接著亡靈就會被釋放，進入光裡。就在我努力進行這樣的連結時，蘇和我都進入荷歐波諾波諾之中，非常深刻地體會到我們在他們的痛苦中扮演的角色，爲了多年來這麼多人走過，連想都沒想就踩在他們的骨頭上，爲了他們的祖先、爲了我們的祖先，也爲了原諒我們所有人。

那一刻，這股能量火力全開地到來，展開一段非常特別的溝通——那是個非常動人的時刻。就在我繼續努力釋放這個亡靈時，蘇再次進入荷歐波諾波諾之中，然後這個靈魂便帶著祝福進入光裡。那一刻，我被往後推，感覺到許多亡靈急速地向前進，消融在光裡。謝謝你，謝謝你，謝謝你！

那一瞬間，房子裡的狀況也同樣令人動容——我連結到一位下巴有著刺青的年長毛利女性的靈魂。她的人生曾經被賦予的愛、認可、寬恕和責任，以及由這一切而生的後果，全都出現了，那又是一個動人的時刻。就在開始釋放她時，我很有節奏地以毛利女性表達哀傷和悲痛的方式悲鳴起來，而且聲音越來越大，然後當她漸漸消失時，悲鳴也緩緩地停止了。我向來是個音癡，所以很感謝我在那一刻發得出聲音來，並且很榮幸能夠幫助她進入光裡。神性傳來的力量和尊敬、寬恕和愛，讓她回到了祖先的家。對不起，請原諒我，謝謝你，我愛你。

——瑪姬・凱

荷歐波諾波諾解決了我的體重問題

我在我那倔強的青少年兒子身上實行了荷歐波諾波諾，當他睡著時，我反覆唸誦那四句話，而他隔天早上起床給了我一個擁抱，那是個眞正的擁抱，已經很久沒出現過了。然後，他也沒有在擁抱之後跟我要錢！這足以鼓勵我在困擾我一輩子的肥胖問題上試用這個方法。我厭倦了所有隨著擔心該吃些什麼而來的負面能量，而我清理了這樣的想法。

那天，我去參加一個講座。在演講進行時，我聽到有人在我後面移動，轉頭一看，發現一位員工在我後面的一個小角落擺了一大盤布朗尼蛋糕和綜合果汁，那是給我們的下午茶點心。我回頭面對台上的講者，這時我發現，整個房間異常安靜。我看了看四周，心想怎麼會如此安靜，是不是大家都在看著我。但是，沒有人看我，而我再次被這樣的安靜搞糊塗了。

我開始思考這個狀況，然後了解到，這份安靜並非來自這個房間。大家還是一邊在椅子裡動來動去，一邊嘆氣、敲鉛筆、清喉嚨，所有在演講時會出現的噪音都還在。接著，我發現這份安靜是在我裡面。我立刻確知這份安靜是因為少了我平常會跟自己進行的有關食物的對話。通常一看到布朗尼蛋糕，我的腦袋裡就會充滿各種喋喋不休的評語，例如：「那些布朗尼看起來眞棒，但你不能吃。」「如果吃了那個布朗尼，你會變得更胖。」「你昨天晚上在跑步機上努力的成果，只要一個布朗尼就會全毀了。」「看看那邊那個皮包骨般的女人，她也許可以吃四個布朗尼，卻不會增加半公斤……不對、不對，我敢打賭她一輩子都沒吃過布朗尼，因為她比你這個胖子更有意志力。」像這樣的對話會一直持續下去。

我發現我想不起來自己有多久沒有進行這種和食物有關的自我對話了。那一天，我看著身後那些布朗尼蛋糕，並不想吃，因為我吃了一頓很棒的午餐，而且我的心裡除了沉靜之外，別無他物。我眞的太驚訝了。現在，我每天會固定實行荷歐波諾波諾。我做了一個螢幕保護程式來提醒自己要實行，還畫了幾張小小的水彩畫，把那四句話寫在上面，然後將它們裱框起來，掛在屋子裡的幾個地方作爲提醒。我並沒有因爲荷歐波諾波諾而變得完美，但我有了長足的進步。只要有進步，總有一天能臻至完美。

——譚美・布蘭肯席普

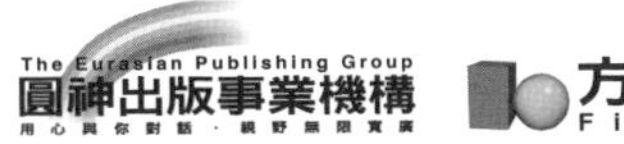

方智出版社
Fine Press

http://www.booklife.com.tw reader@mail.eurasian.com.tw

新時代系列 171

新・零極限：透過未完成的清理，再度脫胎換骨的祕密

作　　者／喬・維泰利（Joe Vitale）
譯　　者／張國儀
發 行 人／簡志忠
出 版 者／方智出版社股份有限公司
地　　址／台北市南京東路四段50號6樓之1
電　　話／（02）2579-6600・2579-8800・2570-3939
傳　　真／（02）2579-0338・2577-3220・2570-3636
郵撥帳號／ 13633081　方智出版社股份有限公司
總 編 輯／陳秋月
主　　編／賴良珠
責任編輯／黃淑雲
美術編輯／劉鳳剛
行銷企畫／吳幸芳・陳姵蒨
印務統籌／林永潔
監　　印／高榮祥
校　　對／賴良珠
排　　版／莊寶鈴
經 銷 商／叩應股份有限公司
法律顧問／圓神出版事業機構法律顧問　蕭雄淋律師
印　　刷／祥峰印刷廠
2014年6月　初版
2024年5月　31刷

At Zero: The Final Secrets to "Zero Limits" The Quest for Miracles through Ho'oponopono

定價 300 元　　ISBN 978-986-175-355-3　

　Printed in Taiwan

你本來就應該得到生命所必須給你的一切美好！

祕密，就是過去、現在和未來的一切解答。

——《The Secret 祕密》

國家圖書館出版品預行編目資料

新．零極限：透過未完成的清理，再度脫胎換骨的祕密／喬．維泰利（Joe Vitale）著；張國儀譯. -- 初版. -- 臺北市：方智，2014.06

320面；14.8×20.8公分. --（新時代系列；171）

譯自：At Zero: The Final Secrets to "Zero Limits" The Quest for Miracles through Ho'oponopono

ISBN 978-986-175-355-3（平裝）

1. 宗教療法　2. 靈修　3. 成功法

418.982　　103007463